Matty《マティ》式　足ツボ
10分解毒マッサージ

Matty 著

WANIBOOKS

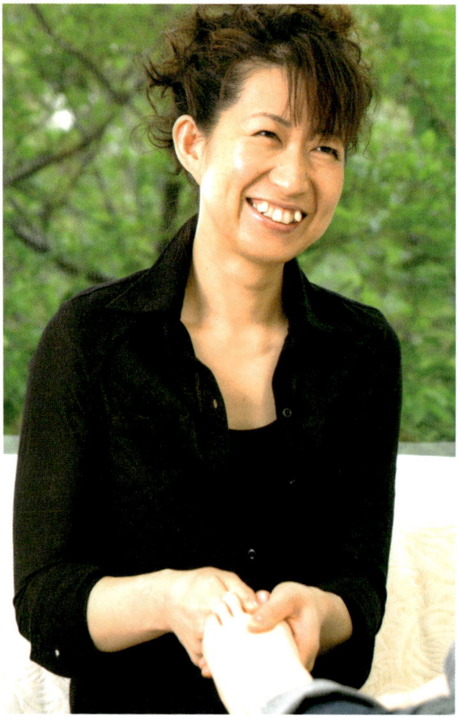

Prologue

足ツボマッサージの素晴らしさをみんなに伝えたい。
そして、みんなに元気になって欲しい。
それが私の使命。

私自身、仕事のストレス、人間関係のストレスで体調を崩し、まだまだ頑張りたい！という気持ちに反し、OL生活にピリオドを打った経験があります。

しかし仕事を辞めたからといって体調が改善するわけでもなく、今度は卵巣のう腫が発覚。部分摘出の手術を受け手術は成功したものの、なかなか体調が回復せず、心身共に疲れ果ててしまいました。

そんなとき、ふとしたキッカケで出会ったのが台湾式の足ツボマッサージ。
当初は、「薬も飲まず、足をマッサージするだけで改善されるの？」と半信半疑。
それが、いきなり初回から効果が表れ、続けるうちに今までの不調が嘘のように、みるみるうちに良くなり、健康な体へと変化を遂げてしまったのです。

こんなに素晴らしい健康法があるなら、ぜひみんなに伝えたい。
そのためには、「私が足ツボ師になるしかない！　これは私の使命だわ！」

すぐさま修行のために単身台湾へ。
当初は、慣れない土地、不自由な言葉に戸惑いがありました。
ときには、厳しい修行に音を上げそうになったこともありましたが、目標はただひとつ。

「誰からも絶賛される足ツボ師になって、
私と同じように悩んでいる人を元気にしてあげたい！」

そんな思いで、本場台湾での修行を終え、帰国。
以来10年間、台湾での経験をベースに、更に良い技法はないかと研究を重ねた結果、
Matty式の足ツボマッサージに行き着いたのです。

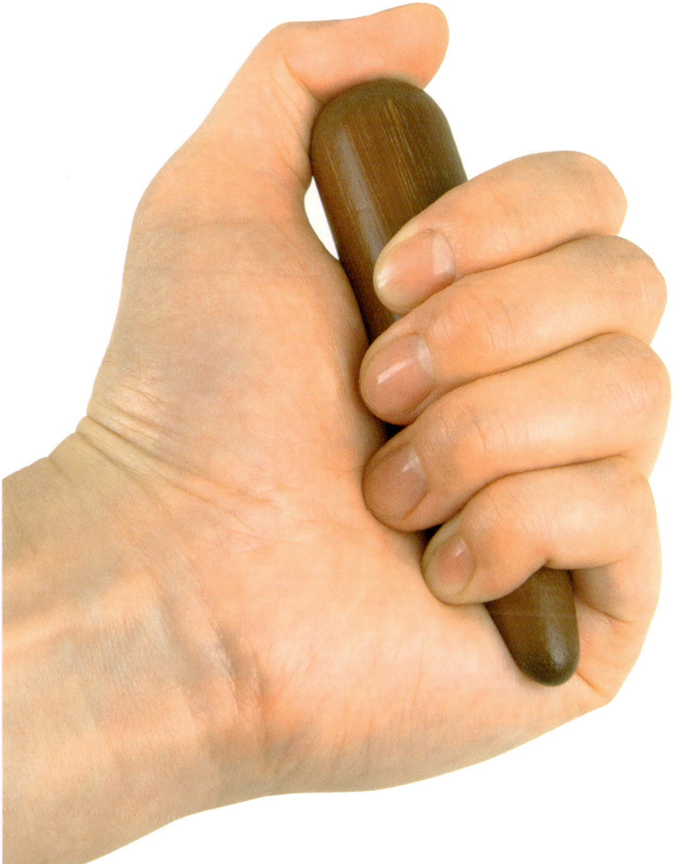

1日たったの10分でOKだから、毎日続けてほしい

なかなか自分の足裏を見る機会はないかと思いますが、足の裏には手相と同じように、
人生の歴史が映し出されているものです。
苦労が重なっている人、頑張りすぎている人の足裏には、疲労が溜まっています。
ぜひ、その今までの苦労や疲れをほぐし、取り払ってあげてください。
そして、どんな大人でもなることができる、産まれたての赤ちゃんのような
足裏を目指してください。

「足ツボ」は難しくありません。
いつでもどこでも簡単にできるので、毎日10分続けてください。
今日からの健康維持は、あなた自身でできるのです。

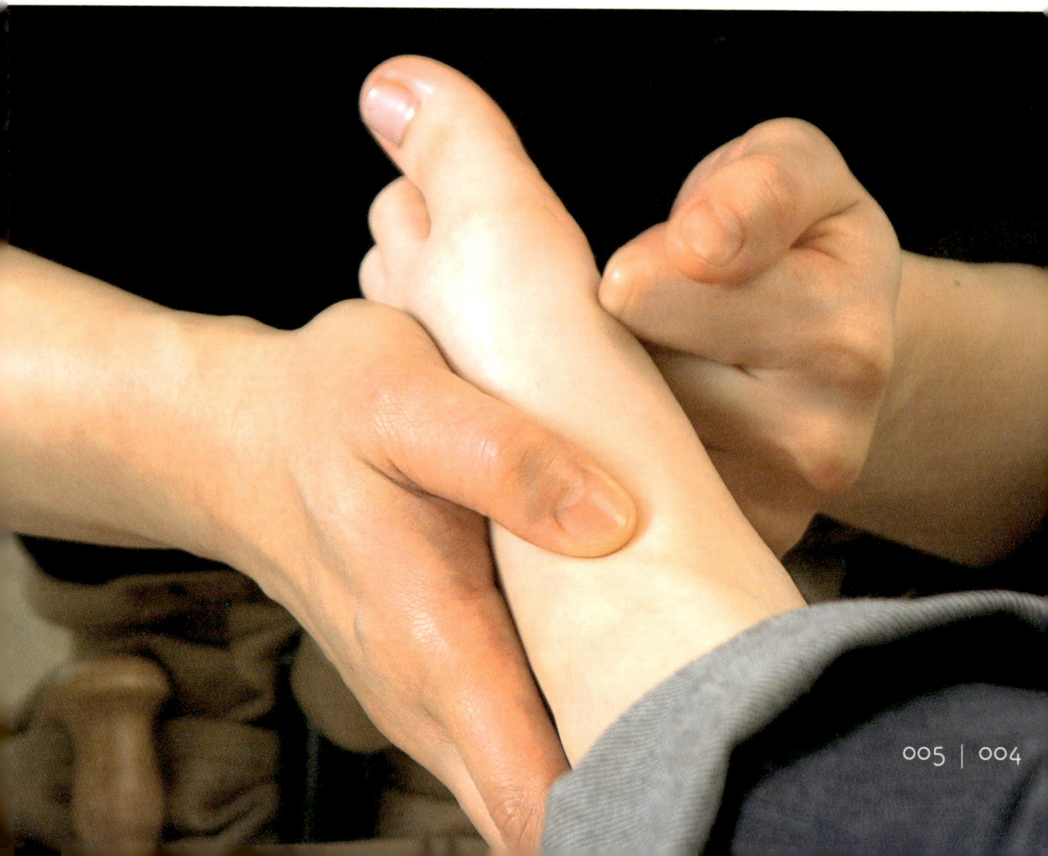

Matty式 足ツボ
10分解毒マッサージ

CONTENTS

「あしつぼさろんMatty」に通う有名人が効果を証言①

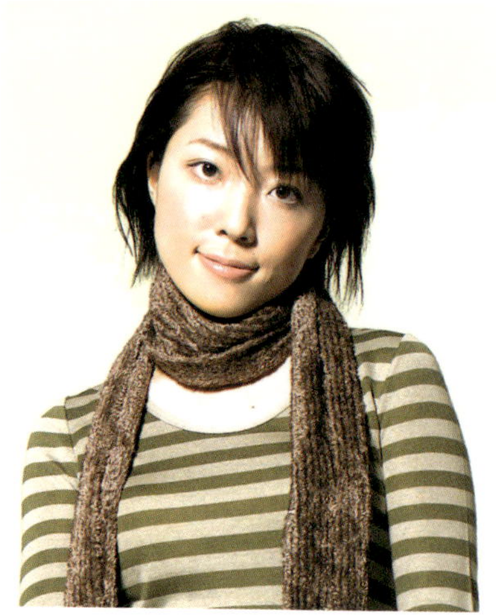

自分でケアできる足ツボは、
自分で自分を幸せにできる。
世の中に幸せの
連鎖が起こりますように！

平原綾香さん

ayaka hirahara

「元気な癒し」をもらったのは、Mattyさんが初めて。心の開放感が得られたり、疲れが癒されて、作品づくりにも生きてくるMattyさんの足ツボに、すっかり虜になっています。やってもらった翌日は、土踏まずも甦り、お肌までプルプルなんです！

本当はMattyさんの施術を受けるのが一番ですが、レコーディングやツアーなどで、思うようにサロンへ行けないこともあります。そんなとき、Mattyさんは家でもできる足ツボをどんどん教えてくれるので、合間を見て自分で押すことも多いんです。美肌のツボは毎日押しているし、のどのツボ、リラックスするツボもよく押しています。押し続けていると体調だけではなく、「私の足ってこんなにキレイだったのね！」と思うほど、足まで変化してきたのには驚きです。

足は第二の心臓と言われていることは誰もが知っていることなのに、あまり大切にされていないように思うんです。ものすごいエネルギーを持っている大地に密接していて、その大地からパワーを吸い取る役目を果たしている足。その足が元気じゃなかったら、やりたいこともできないし、良い作品も生まれないですよね。

自分で対処できる足ツボは、自分で自分を幸せにできる方法だと思うんです。ぜひ多くの人に足ツボを知ってもらって、私を起点とした幸せの連鎖が起こるといいですね。

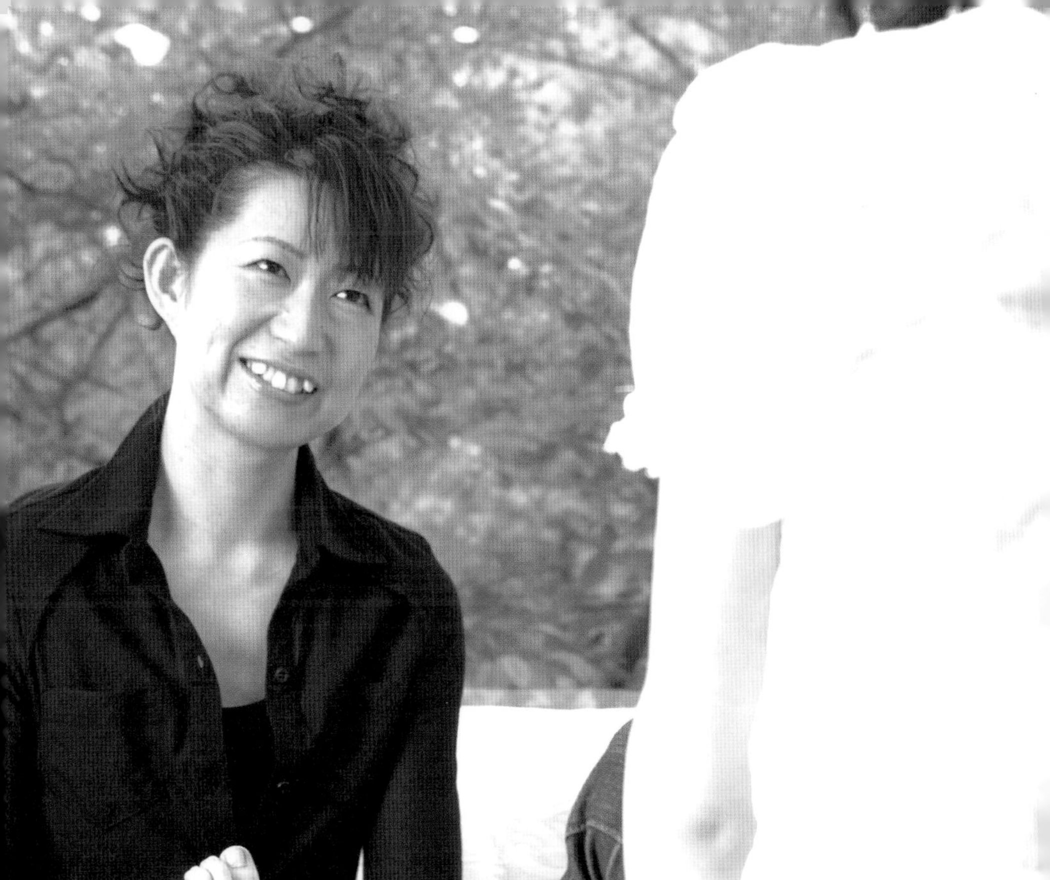

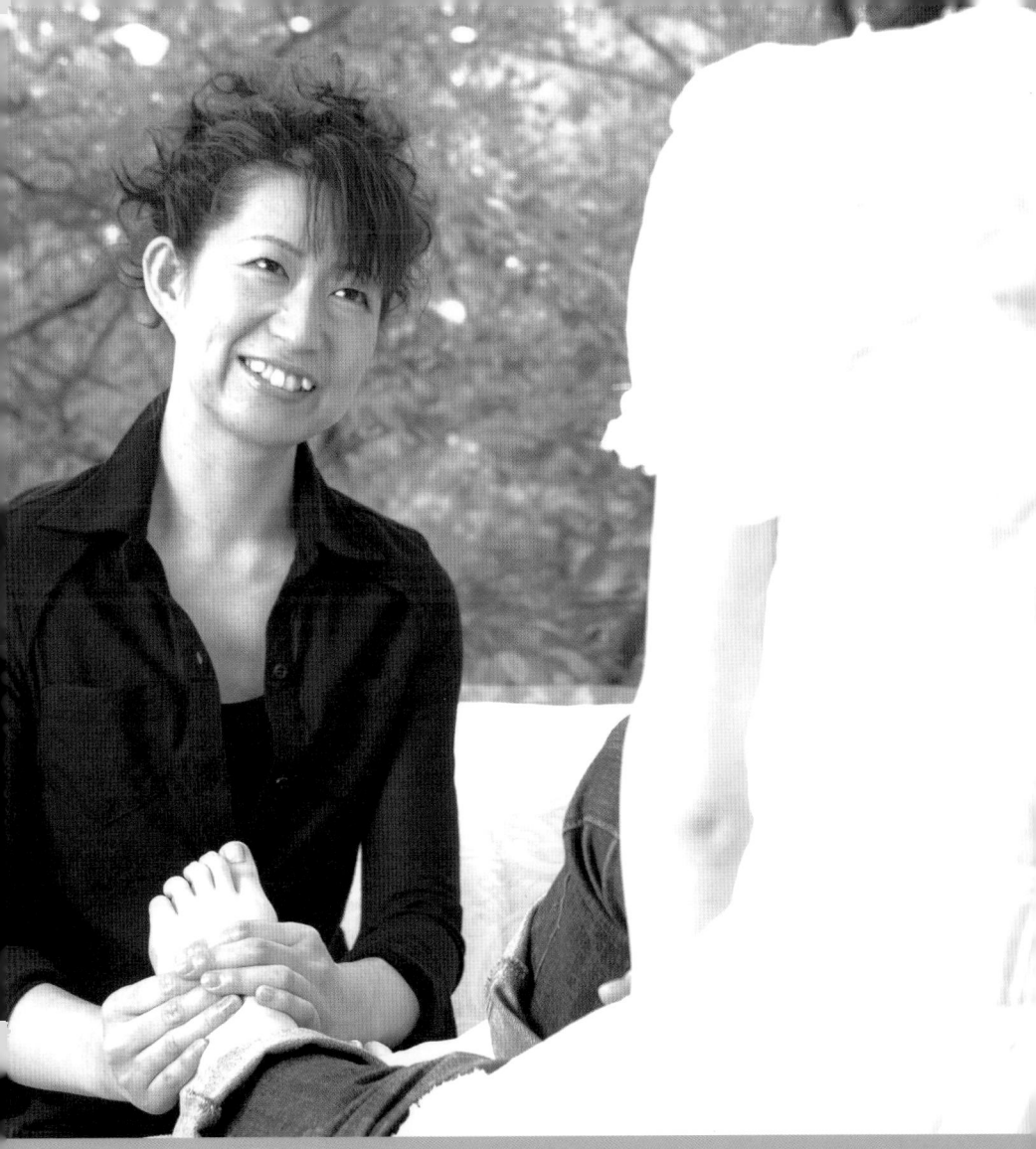

01 足ツボ（反射区）の解説と私の健康チェック

足の裏には、身体の全器官につながるツボ（反射区）が
全部で64カ所ありますが、ツボの研究は日進月歩。
今後も新たなツボがどんどん見つかるでしょう。
ここでは、そのツボがどこにあるのかを解説。
まずは気になるところから触れてみて、
自分の弱い部分を見つけてください。

足ツボ（反射区）MAP

足裏図を見ると、足のつま先からかかとに向かって、頭から下半身のツボ（反射区）があるのがわかります。体の左側にある「心臓」や「脾臓」は、左足裏のみに、体の右側にある「肝臓」や「胆のう」は、右足裏のみにあるので、体の縮図を見ているような感じがします。

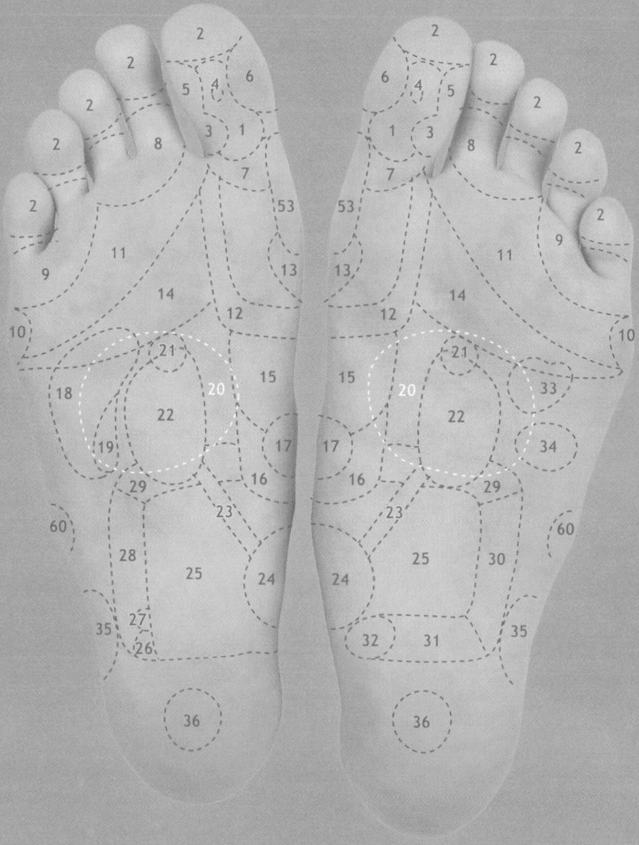

1. 脳（大脳）
2. 額竇（前頭胴）
3. 小脳・脳幹（小脳・脳幹）
4. 脳下垂體（脳下垂体）
5. 三叉神經（こめかみ・三叉神経）
6. 鼻
7. 頸項（頚部・首）
8. 眼（目）
9. 耳
10. 肩
11. 斜方肌（僧帽筋）
12. 甲状腺
13. 副甲状腺
14. 肺和支氣管（肺・気管支）
15. 胃
16. 十二指腸
17. 膵臓
18. 肝臓
19. 胆嚢
20. 腹腔神経叢
21. 腎上腺（副腎）
22. 腎臓
23. 輸尿管
24. 膀胱
25. 小腸
26. 盲腸（虫垂）
27. 迴盲瓣（回盲弁）
28. 升結腸（上行結腸）
29. 横結腸（横行結腸）
30. 降結腸（下行結腸）
31. 直腸
32. 肛門
33. 心臓
34. 脾臓
35. 膝
36. 生殖腺

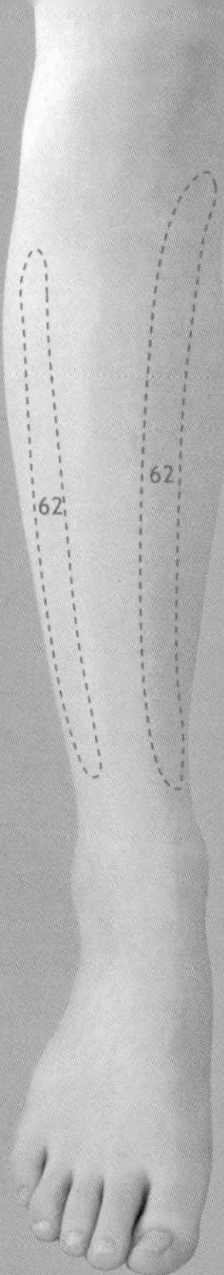

37. 下腹部
38. 股關節（股関節）
39. 上身淋巴腺（上半身のリンパ腺）
40. 下身淋巴腺（下半身のリンパ腺）
41. 胸部淋巴腺（胸部のリンパ腺）
42. 内耳迷路（平衡器官）（三半規管）
43. 胸部
44. 横膈膜
45. 扁桃腺
46. 下顎
47. 上顎
48. 喉頭・氣管（喉・気管）
49. 腹股溝（鼠蹊部）
50. 子宮或前列腺（子宮・前立腺）
51. 尿道
52. 直腸・肛門（痔疾）
53. 頸椎
54. 脊椎（胸椎）
55. 腰椎
56. 薦椎（仙骨）
57. 内尾骨
58. 外尾骨
59. 肩胛骨（肩甲骨）
60. 肘関節
61. 内側肋骨・外側肋骨
62. 坐骨神経
63. 手臂（上腕）
64. 面部（痰を切る）

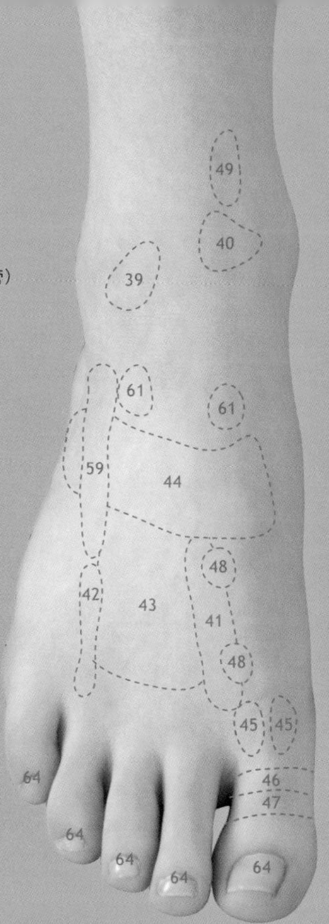

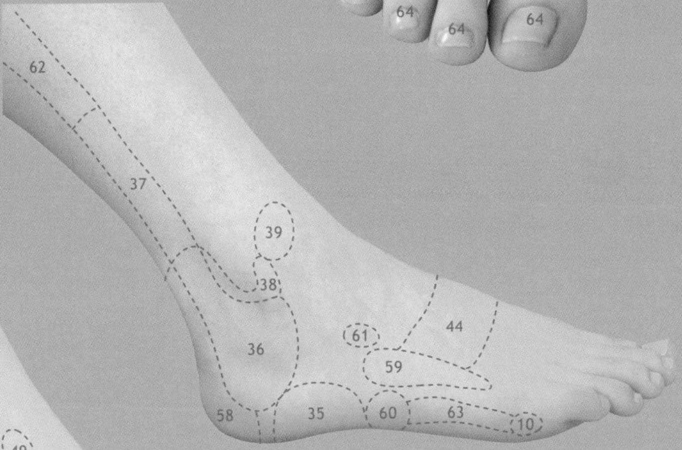

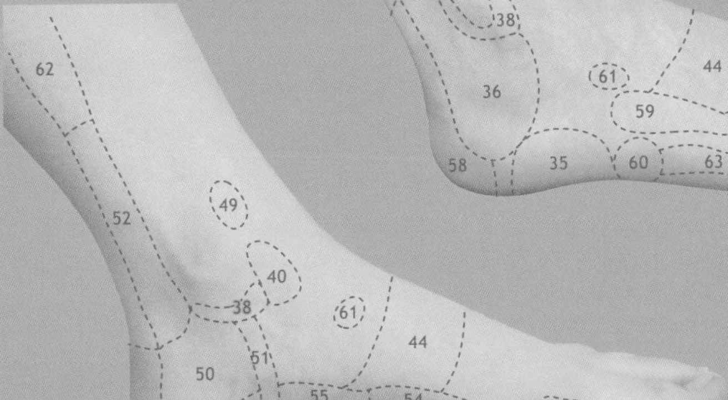

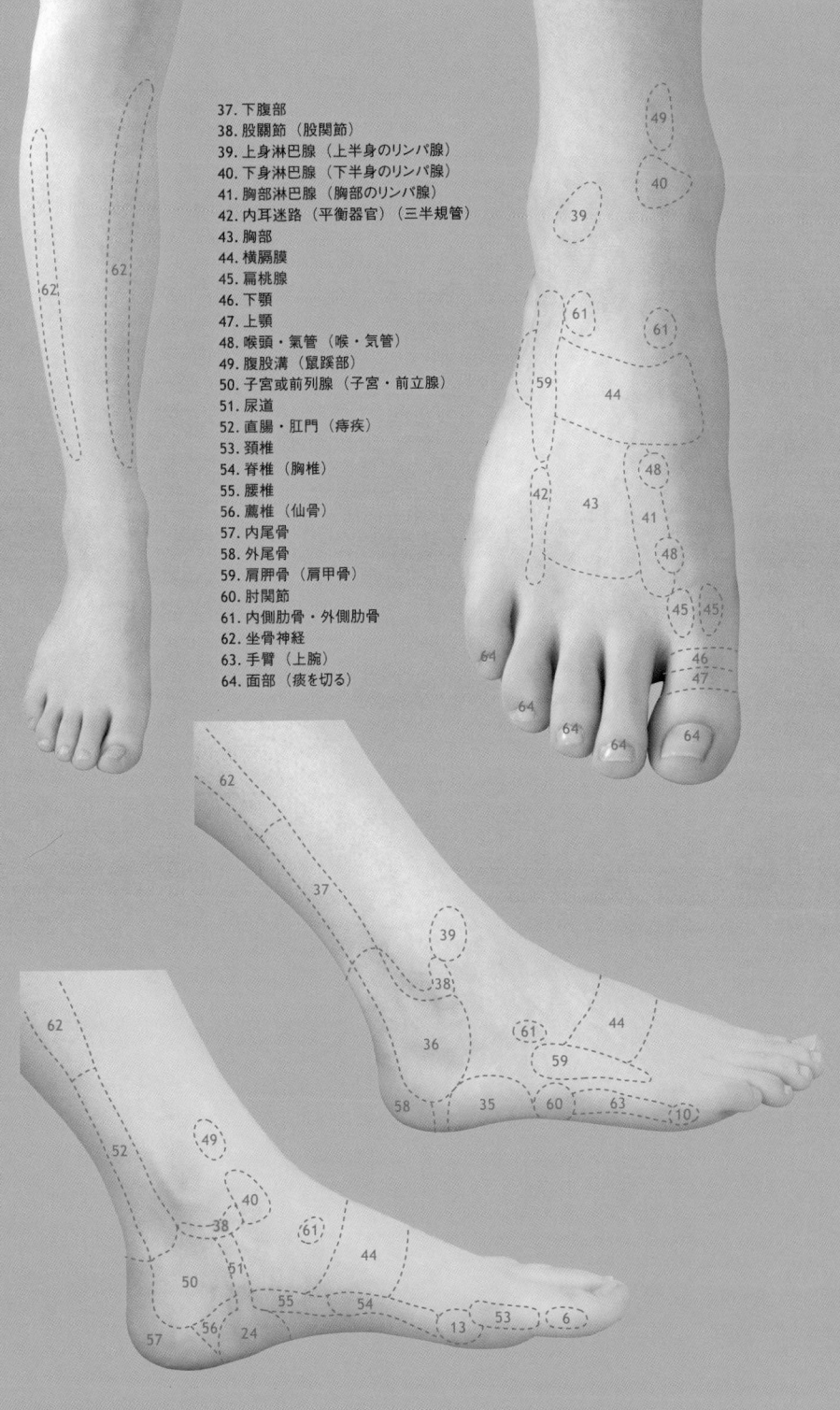

さぁ、みなさんの弱点を直接書き込んでみましょう!

触ってみて、プチプチやゴロゴロとした感触があるところ、また、押して痛いと思ったところは要注意です！　普段自分では気づかない、意外なところが弱っていることがわかります。問題のある箇所を直接書き込んで、重点的にマッサージするようにしましょう。

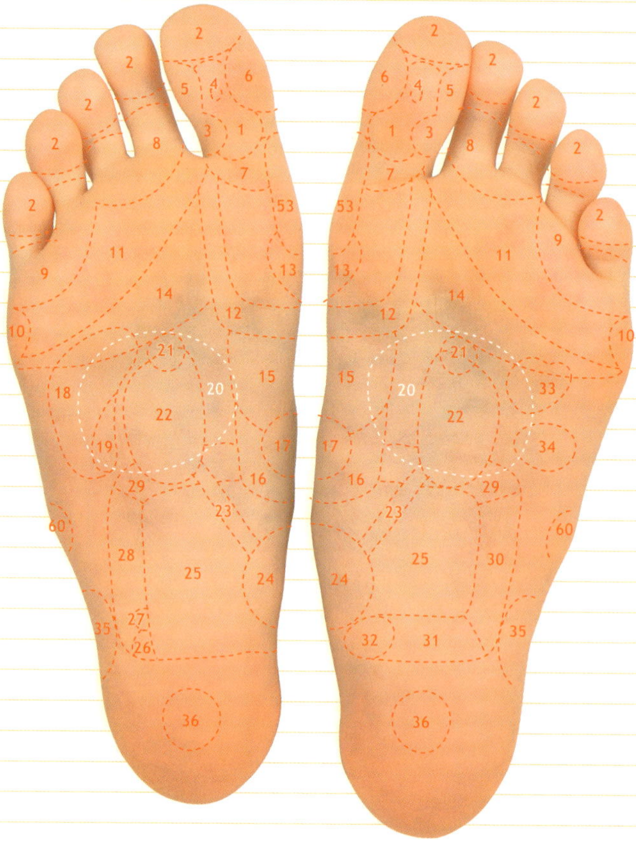

□1. 脳（大脳）
□2. 額竇（前頭胴）
□3. 小脳・脳幹（小脳・脳幹）
□4. 脳下垂體（脳下垂体）
□5. 三叉神經（こめかみ・三叉神経）
□6. 鼻
□7. 頸項（頚部・首）
□8. 眼（目）
□9. 耳
□10. 肩
□11. 斜方肌（僧帽筋）
□12. 甲状腺
□13. 副甲状腺
□14. 肺和支氣管（肺・気管支）
□15. 胃
□16. 十二指腸
□17. 膵臓
□18. 肝臓
□19. 胆嚢
□20. 腹腔神経叢
□21. 腎上腺（副腎）
□22. 腎臓
□23. 輸尿管
□24. 膀胱
□25. 小腸
□26. 盲腸（虫垂）
□27. 迴盲瓣（回盲弁）
□28. 升結腸（上行結腸）
□29. 横結腸（横行結腸）
□30. 降結腸（下行結腸）
□31. 直腸
□32. 肛門
□33. 心臓
□34. 脾臓
□35. 膝
□36. 生殖腺

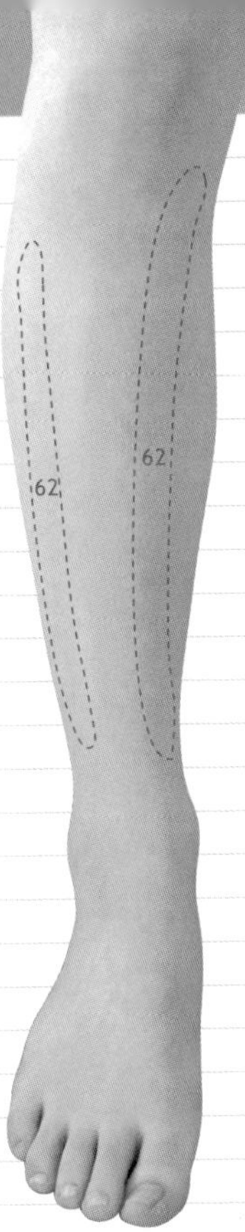

- □37. 下腹部
- □38. 股關節（股関節）
- □39. 上身淋巴腺（上半身のリンパ腺）
- □40. 下身淋巴腺（下半身のリンパ腺）
- □41. 胸部淋巴腺（胸部のリンパ腺）
- □42. 内耳迷路（平衡器官）（三半規管）
- □43. 胸部
- □44. 橫膈膜
- □45. 扁桃腺
- □46. 下顎
- □47. 上顎
- □48. 喉頭・氣管（喉・気管）
- □49. 腹股溝（鼠蹊部）
- □50. 子宮或前列腺（子宮・前立腺）
- □51. 尿道
- □52. 直腸・肛門（痔疾）
- □53. 頚椎
- □54. 脊椎（胸椎）
- □55. 腰椎
- □56. 薦椎（仙骨）
- □57. 内尾骨
- □58. 外尾骨
- □59. 肩胛骨（肩甲骨）
- □60. 肘関節
- □61. 内側肋骨・外側肋骨
- □62. 坐骨神経
- □63. 手臂（上腕）
- □64. 面部（痰を切る）

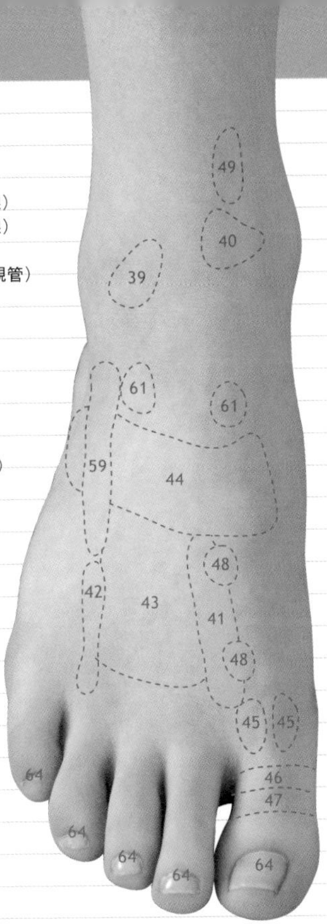

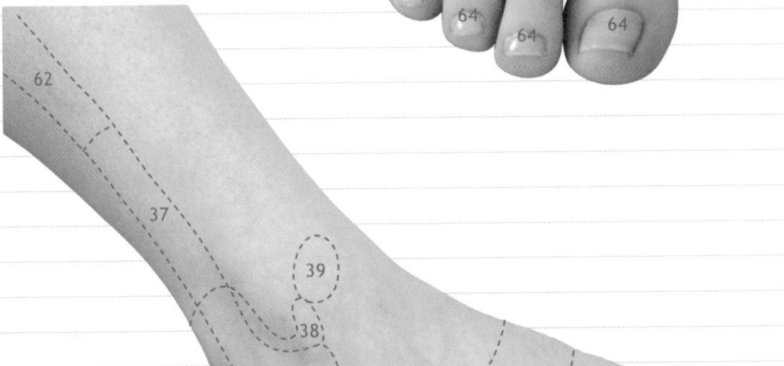

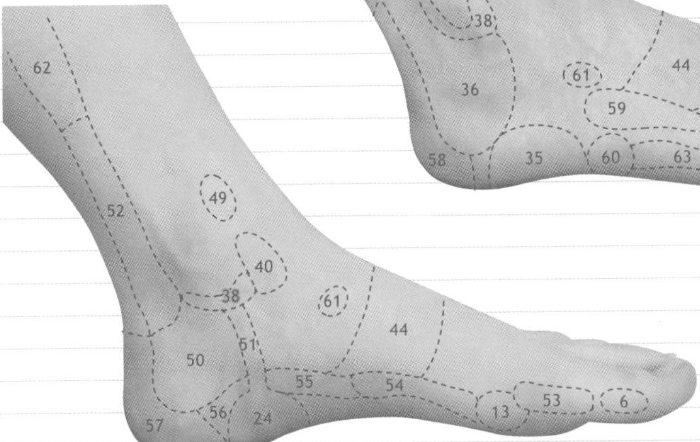

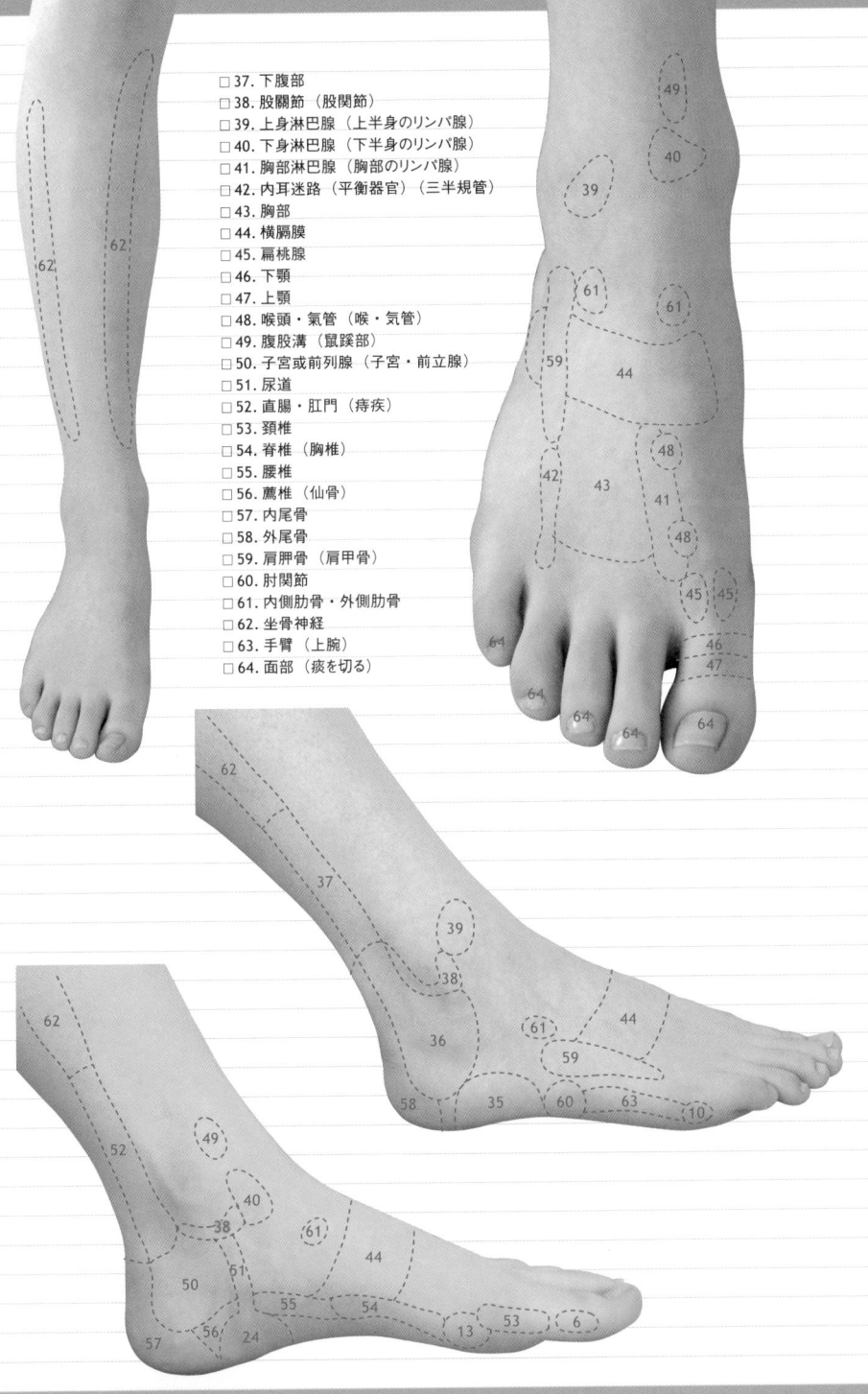

「あしつぼさろんMatty」に通う有名人が効果を証言②

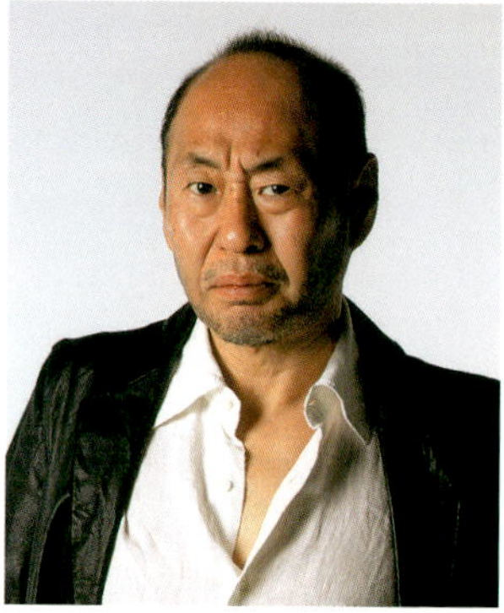

弱点を知ればこそ強くなれる
Mattyの施術は、確実かつ
ダイレクトに結果が出るのが魅力。

泉谷しげるさん

shigeru izumiya

Mattyは、自分の番組（文化放送「泉谷しげるのミュージックバトル！」）にゲストで来たことがきっかけで知ったんだ。そのとき、台湾式のMattyの他に、イギリス式、タイ式と手法の違う3人のマッサージ師がいたんだけど、Mattyの施術は強烈に痛くて、力んだらオナラが何度も出ちゃったくらい（笑）。でも、悪い部分をピタリと言い当てられるし、ツボを押してもらったらすぐに結果が出るし、すごく印象に残ったんだよ。正直、初めは興味がなかっただけに、びっくりしたな。

それから3年の付き合いになるんだけどよ、日頃の不摂生ができるのは、Mattyの施術に甘えているからできることじゃねーかな？（笑）。今では、施術してもらうだけじゃなく、ツボや押し方を教えてもらって、自分でやったり、人にやったりしている。みんなすごく痛がるけどよ、健康に結びつくから怒れないし、やり続けることでだんだん痛くなくなるし、不思議がってるよ。

足ツボは、どこが悪いのかが非常にわかりやすいよね。そしてダイレクトに結果が出るのが魅力じゃねーかな。健康になるためには、弱点を知らないと治しようがないけど、足ツボは弱点を知ることができる健康法。この弱点さえわかれば、どんどん元気になれるよな。

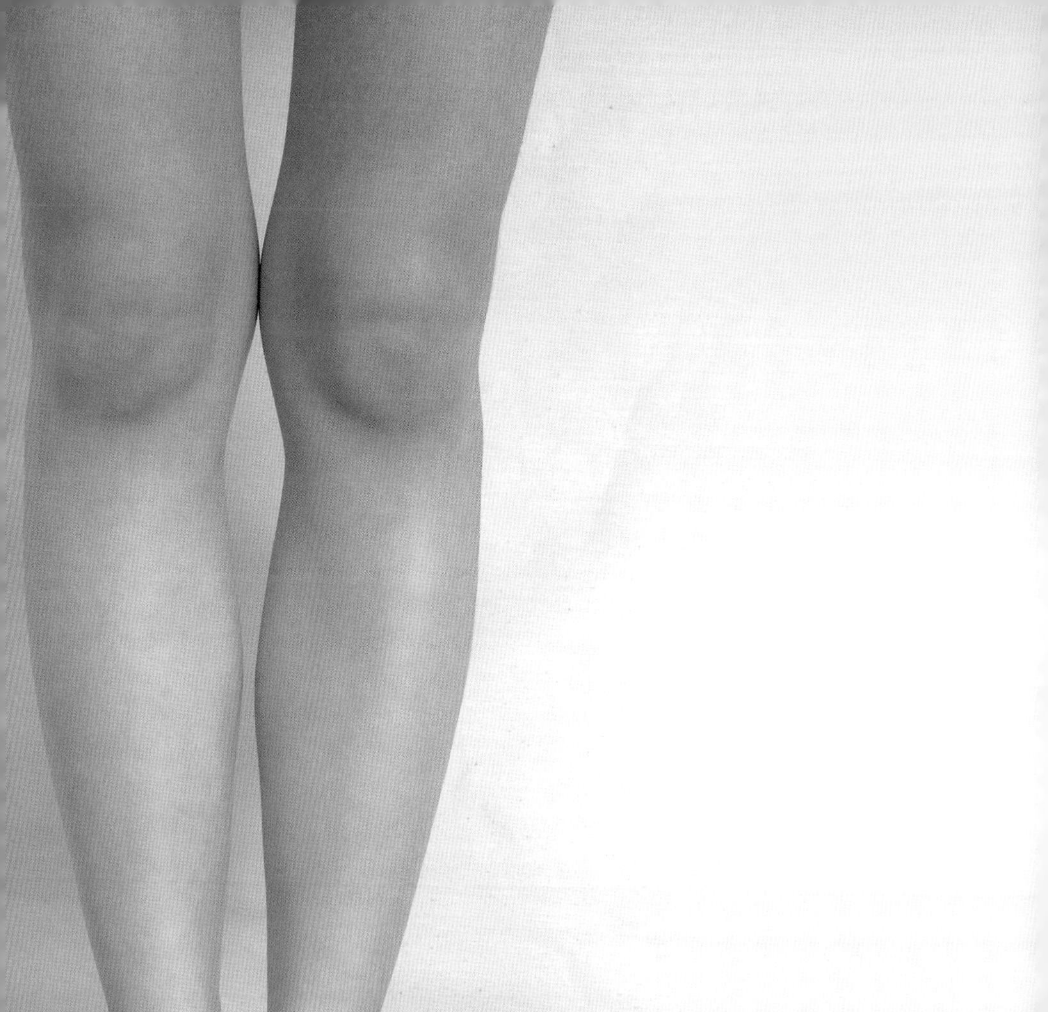

02 Matty式足健痩身術とは

台湾式をベースに、インド・ドイツ・フランスなど
各国のフットケアを融合させたMattyのオリジナル施術。

体質改善はもちろん、
素足美人になれたり、痩身脚効果まであるなんて…。
その効果のルーツと違いに迫ります!

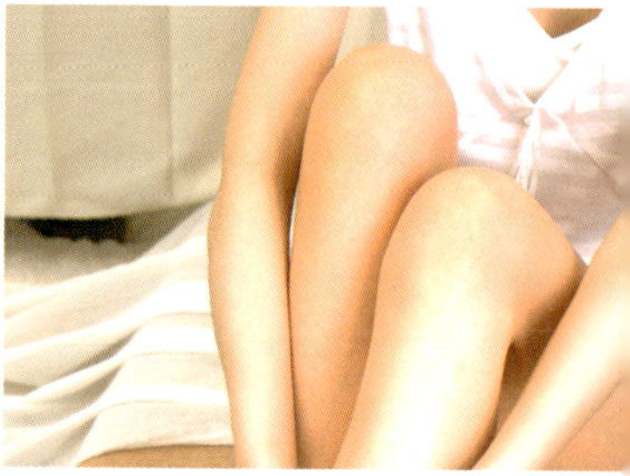

古くて新しい「足健痩身術」

誰でも、産まれたてのときの足裏はやわらかく、大変理想的な足をしています。そして、足は12～13歳くらいまでに成長し終え、その間に形が決まると言われています。

しかし、近代的な生活を送る私達の環境は、身体・精神・肉体へと、あらゆるストレスを与え続け、いつのまにか、産まれたての足は跡形も無く、元気を失ってしまっています。

その原因として考えられるのは、まず、体に強い衝撃を与える、硬いアスファルトの上を歩き続けていること。そして、日本人の足型には向かない靴や、オシャレ重視の靴で歩き回ること。さらに、あまり歩かずに車ばかり乗っていては、足が悲鳴を上げるのも当然です。

だからと言って、周りの環境が変わるわけでもなく、いかにその環境とうまく付き合っていくか、方法を考えるしかないのです。

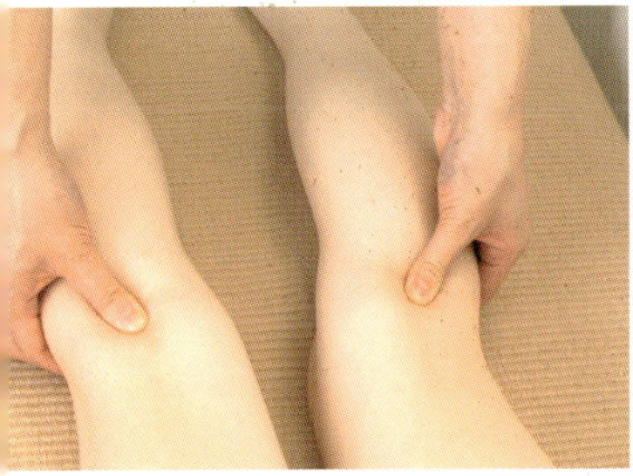

そこで考えたのが、Matty流の「足健痩身術」。
簡単に言うと、「足のリメイク」。

これは、一度崩してしまった足を、いかに最良の状態に戻すかを考え、台湾の足ツボをベースに、足のマッサージの研究が盛んな、インド式・ドイツ式・フランス式の良い部分を融合させた、研究に研究を重ねたオリジナルの方法です。

この「足健痩身術」を続けると、体質改善はもちろん、爪や皮膚が生き生きと甦り、素足でも恥ずかしくない素足美人になれるだけでなく、メリハリのある、痩身脚になってしまうのも特徴。古くから伝わる伝統的な技法に、現代人に必要な新しい技法を取り入れ、**身体に溜まった老廃物を分解して、効果的に尿として排出し、解毒作用もある、**今までどこにもない「足健痩身術」が生まれたのです。

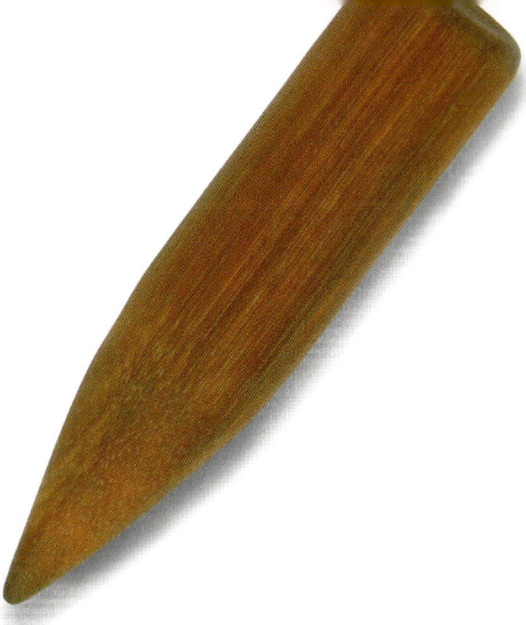

「足健痩身術」のルーツ、中華足部反射区健康法とは？

　まずはじめに、「足ツボ」という言葉についてお話しします。

　日本では、足裏マッサージのことを総じて「足ツボ」という言葉で呼んでいますが、実は造語なのです。正式名称は、「足部反射区」といい、骨に一番近い末梢神経が集中し、身体のあらゆる部分に繋がりのあるゾーンを「反射区」と呼びます。

　しかし、「反射区」と馴染みのない言葉を使うより、私達が普段使っている「足ツボ」と言ったほうがわかりやすいので、サロンでも日本式で「足ツボ」と呼んでいます。いろいろな名前で呼ぶと混乱してしまうので、この本でも「反射区」のことを、「足ツボ」と呼ばせていただきます。

中国では昔から、足の裏の状態から病気を診断して治療する方法がとられ、その歴史は三千年以上もあると言われています。その歳月の中には、豊富な臨床例もあり、そこから生み出された中国医学の英知が、のちに「反射区療法」＝「足ツボ」と呼ばれるようになったのです。東洋医学では「足心道」という言葉があり、これはズバリ、足が健康の中心という考え方。足の裏をマッサージすると、毛細血管の血液の流れがスムーズになり、血圧が正常値に戻る。そして、体内に酸素が十分に行き渡るため、疲れにくくなるだけではなく、疲れを早くとることができる…。など、足の健康が大切にされる理由は頷けるものばかりです。

台湾式は痛いというイメージがありますが、未熟な技術者が施術をすると、筋や軟骨を押してしまい、別の痛みが出てしまうことがあります。経験を重ねた熟練の技は、「痛いと納得する痛み」。その結果、施術中の脳はリラックスした状態で、押した部分は次々と活性化していくことが実証されています。

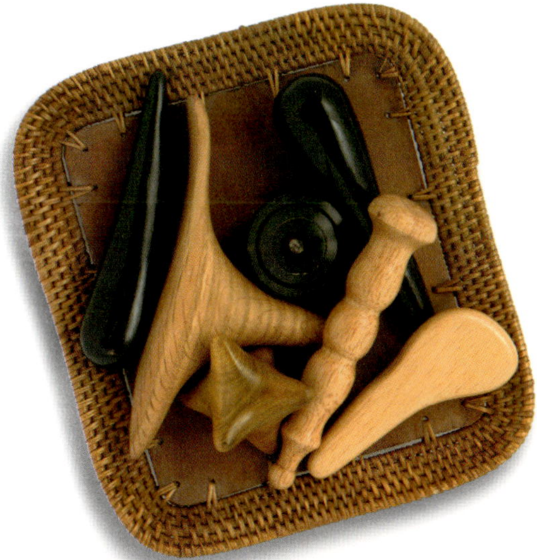

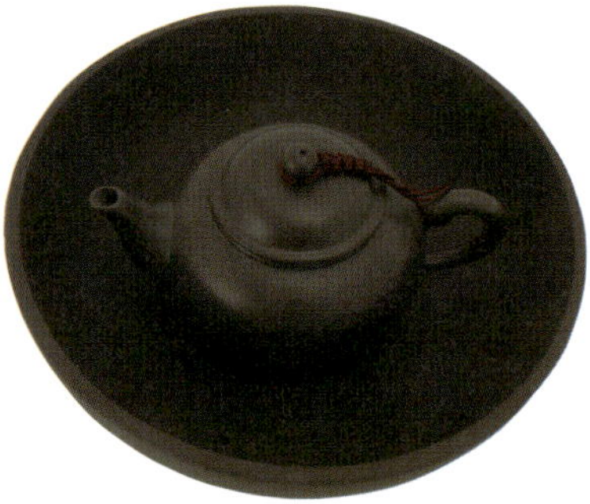

フットケアの最高峰、
中華足部反射区健康法と
Mattyの出会い

台湾式の足ツボにあたる「中華足部反射区健康法」は、私自身が体調を崩したことがきっかけで知りました。

OL時代、仕事のストレス、人間関係のストレスで身も心もボロボロになり、やむなく退職。更に追い討ちをかけるように発覚した卵巣脳腫で、部分摘出手術を受けることに…。手術は成功したものの、相変わらず体の疲労感に悩み、様々な治療法を試す日々が続きましたが、残念ながらどれもあまり回復することはありませんでした。

もうこれ以上、他の治療法は無いかもしれない…と諦めかけたとき、ふとしたキッカケで、中華足部反射区健康法との出会いがありました。その出会いは、今までの考え方をすべて覆す衝撃的なもので、みるみるうちに体調が良くなり、続けていくうちに健康な体を取り戻すことができたのです。

その自らの経験から、「こんなに素晴らしい健康法があるなら、ぜひみんなに伝え、困っている人達を元気にしてあげたい！　そのためには、私が足ツボ師になるしかない！」と思うようになり、修行のために、単身で台湾へと渡ることになったのです。

不慣れな土地と言葉、そして厳しい修行に、弱音を吐きそうになることも多々ありましたが、確固たる目標と強い思いを心の支えにして乗り越えることができ、次第に台湾の巨匠と呼ばれる方々とも交流を持てるまでになりました。

台湾には、「中華足部反射区健康法協会」という大きな組織があり、技術の研究と向上、統一を図るために、定期的に技術交流の場を設けています。

現在は私自身も協会会員として登録し、2005年1月に行われた協会主催の全国大会では、日本代表として招待をしていただき、多くの刺激を受けることができました。今後も協会の方々と情報交換を密に行い、更に技術を高めていこうと、日々精進しています。

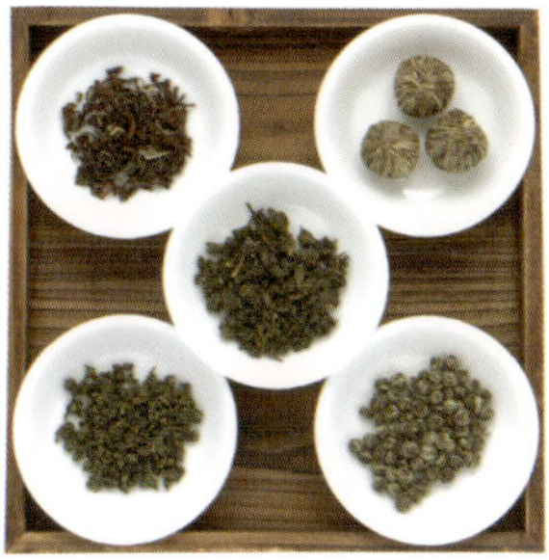

あしつぼさろんMattyはここが違う!

えっ?　卒業って何?!

　今まで足ツボマッサージに通ったことがある方にお尋ねします。
「お客様、もうお店に来なくて結構ですよ！」と言われたことがありますか？
恐らく、答えはNOなのではないでしょうか？！

「あしつぼさろんMatty」にはたくさんの特徴がありますが、一番大きな違いは、「次回の予約は必要ありません、もう来なくて大丈夫ですよ！」と、『卒業』があることです。
　今まで、長い間溜め込んでしまった老廃物は、熟練の技を持つプロにお任せいただき、数回に渡って、老廃物を流し出す施術をしますが、流れの通り道ができてしまえば、ツボもわかりやすくなり、あとはみなさんの手で押すことができるのです。
　この状態が「卒業」の合図。
　卒業後は自分の手でツボを押し、自分で健康を維持することができるのです。

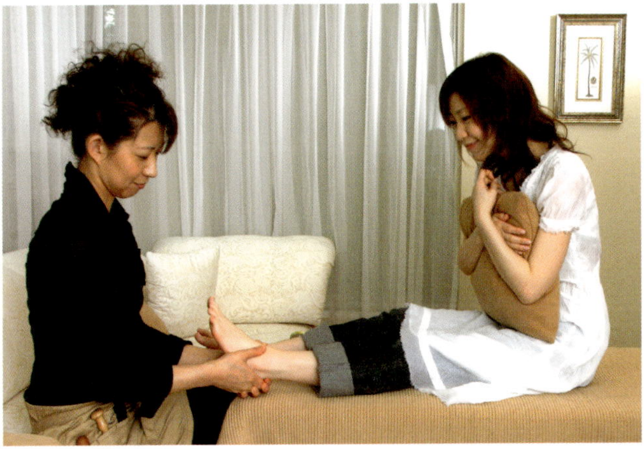

リンパポケットって何？

リンパポケットは、Matty式の造語。足裏の老廃物を流し出すポイントのことで、膝のことを差します。

よく、足裏のツボを押しただけで、その老廃物を流し出していない方をお見受けしますが、それでは、せっかく流れ出した老廃物の行き場がなくなり、再び溜まってしまいます。老廃物はなるべく遠くへ流してあげるのがコツですが、その目安として、膝上のリンパポケットまで流してあげると、どんどん代謝が良くなっていきます。

ぜひ、老廃物の流れを足裏だけで止めず、リンパポケットまで流し出してあげてください。このひと手間をかけるだけで、効果がグンとアップしますよ。

「あしつぼさろんMatty」に通う有名人が効果を証言③

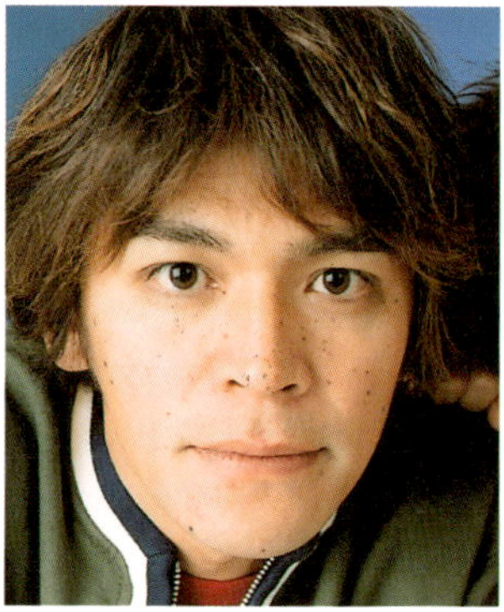

一番の効果はこころの部分が
癒されたこと。これほど癒された経験、
他ではありません。

岡田圭右さん（ますだおかだ）

keisuke okada

ダウンタウンの浜田さんの番組（日本テレビ「浜ちゃんと！」）を見ていたら、Mattyさんのサロンで、足ツボを押されて痛がる浜田さんの映像が流れてて…。それを見たヨメが、「行きたい！」って言い出して。急いで場所を調べて、まずはヨメが偵察してきたんです。そしたら、「すっごく良いから、行っておいで！」と言われて、Mattyさんに足ツボを押してもらうことになったんです。

今までも、仕事やプライベートで何度も足ツボの経験はありますが、Mattyさんの施術ほどリラックスしたことは無かったんで、びっくりしました。じっくりとマンツーマンでツボを押してくれて、こころのカウンセリングまでされた感じ。他のところでは、一方通行になりがちなんですが、お互いの気持ちが行きかうような…。

普通商売でやっていたら、家に帰ってから自分で押す方法なんて教えないと思うんですけど、Mattyさんはどんどん教えてくれて。自分ではなかなか押す機会がないんですが、家ではヨメの足をマッサージさせられるハメに…（笑）。

一番の効果は、こころの部分が癒されたこと。Mattyさんは、足ツボを押しながら、こころのツボも押しちゃう、すごい人なんです！　ぜひみなさんにも体験してみて欲しいです。

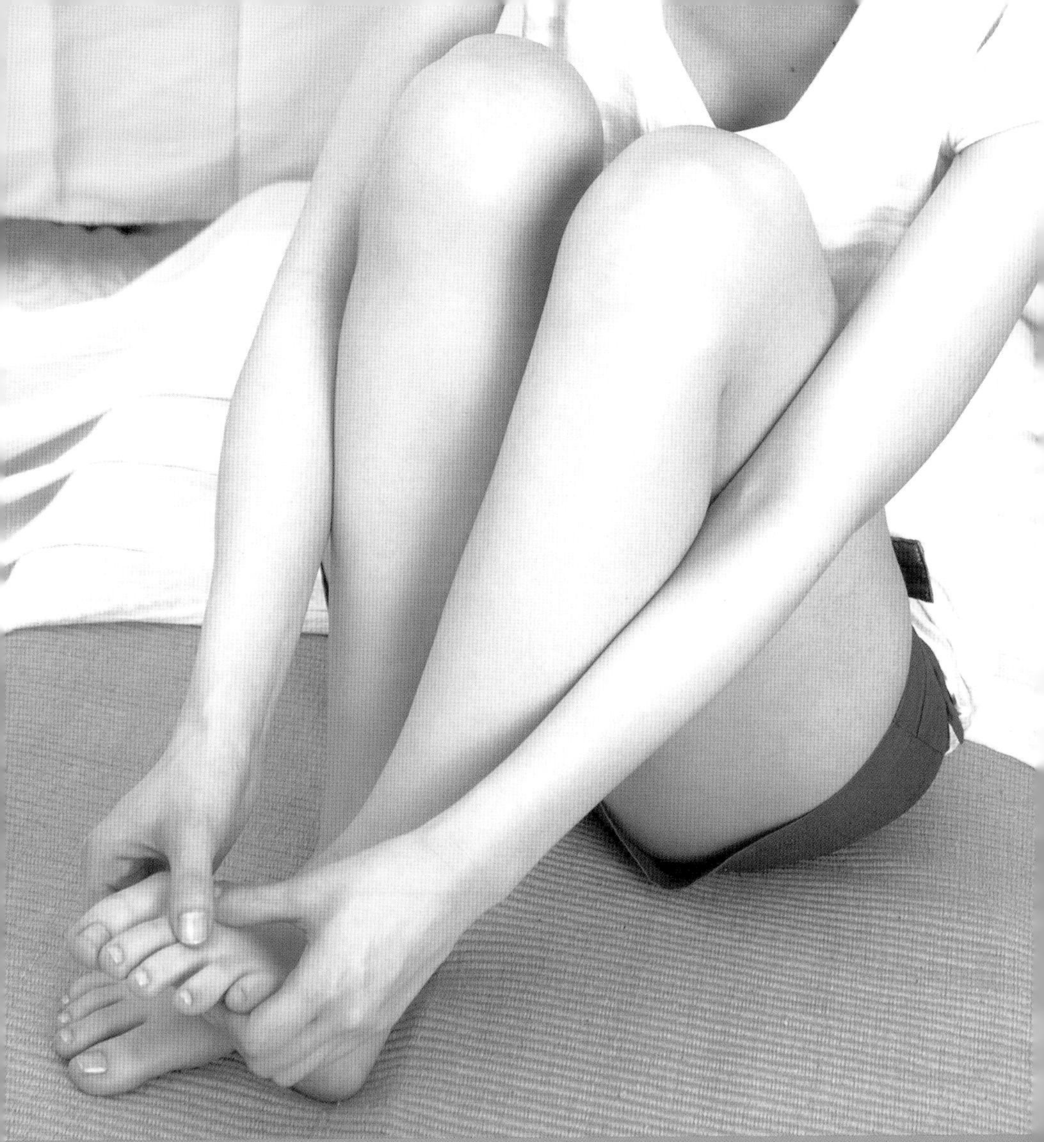

03 Matty式足健痩身術をはじめる前に ～普段のお手入れ～

体の具合が悪いとき、ベストな運動はできません。
それと同じように、足も元気な状態を目指さないと
足ツボの効果を最大限に発揮しません。

ここでは、普段のお手入れとして、習慣にして欲しいことをお伝えします。
お顔のケアには熱心でも、足のケアはあまりされていないのが現実。
簡単なのに、目からウロコの裏技が満載です！

普段のお手入れが必要なワケ

人は一生のうちに、地球を4周歩くと言われています。1周が約4万キロですので、約16万キロもの距離を歩く計算です。

普段、当たり前のように足を使って生活していますが、実は外部からの衝撃に耐え、酷使し、ものすごく過酷な労働をさせられているのです。

そんな大切な足なのに、足に関する知識は意外と知られておらず、日々のケアはなされていないのが現状だと思います。

このままでは、足がかわいそうです。

ほんの少しのお手入れで、冷えが解消されたり、臭わなくなったり、元気な爪が生えてくるものです。

みなさんが毎日行っている、顔や手のケアのほかに、足のケアも入れてあげてください。この普段のお手入れが、足ツボの効果を高めるだけではなく、素足美人への第一歩なのです。

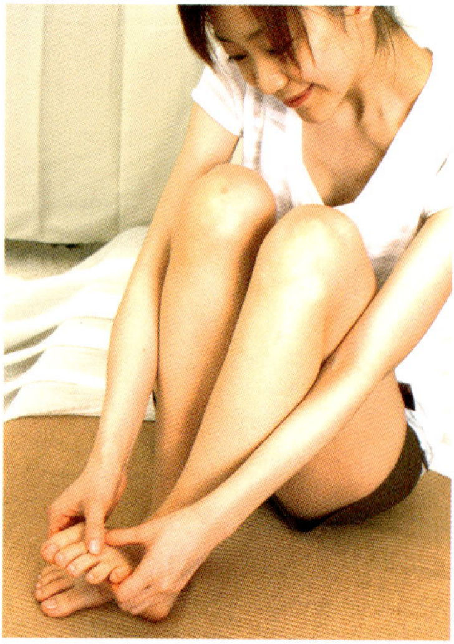

足の洗い方

意外と正しく洗えていない足

いまさら足の洗い方なんて習わなくても…。と思う方も多いかもしれません。
しかし、私の経験では、正しく足を洗えている人はごくわずか。
正しく洗うだけで、冷え性、水虫予防にもなるのです。

＊足の指の間もゴシゴシ洗おう

お風呂に入ったとき、足の甲や裏は洗っても、
指の間を洗い忘れたりしていませんか？
指の間にもゴミや垢はあります。ゴシゴシと洗いましょう。

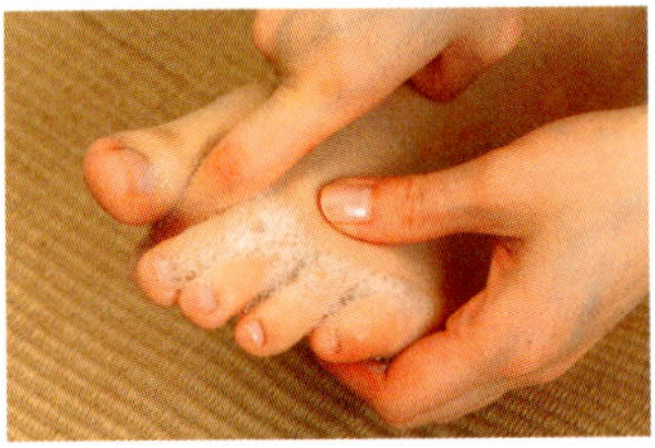

＊足を拭くときは、指の間も丁寧に！

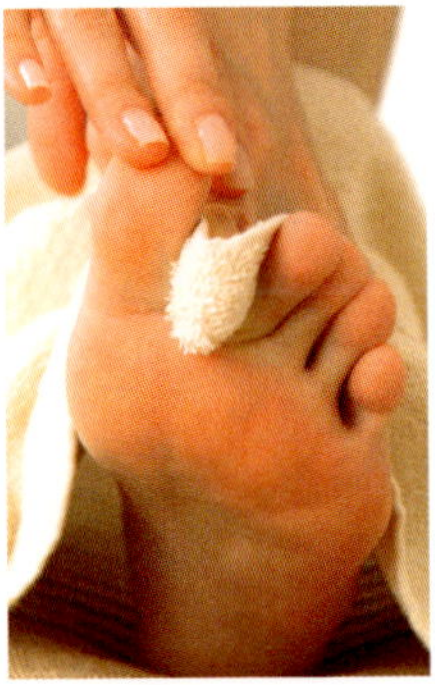

バスマットの上に乗っただけで、
足を拭いた気になっていませんか？
1本1本、指の間も丁寧に拭きましょう。
これだけのことで、冷え性、
水虫予防になるのです。

足浴をしましょう

冷え性や疲労回復に！　15分くらい入るのが理想

道具を出すのが面倒だわ！　という声を良く聞きますが、
足浴は身の回りのモノで簡単にできます。体調に合わせて、タラソパウダー（お塩）、エッセンシャルオイルを入れてプラスαの効果が得られるのも魅力です。

＊足浴の仕方

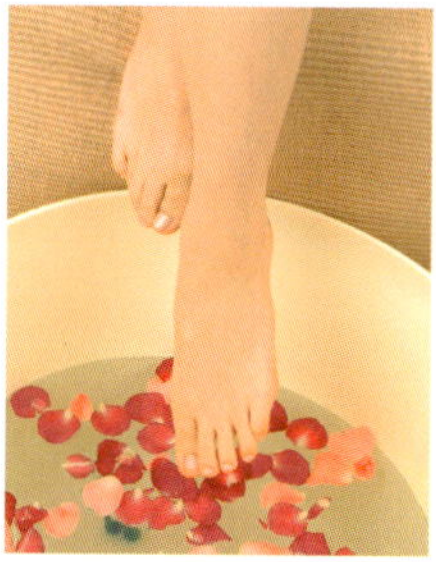

膝まで入る深い容器が理想ですが、無ければ足首までの洗面器でも構いません。容器の中には、40℃程度のお湯、ビー玉やゴルフボールを入れ、足の裏の気持ち良い部分に押し当てながら、コロコロと転がしてみましょう。これだけでも、ツボ押しの効果があります。

＊プラスαでリラックス効果、ダイエット効果も！

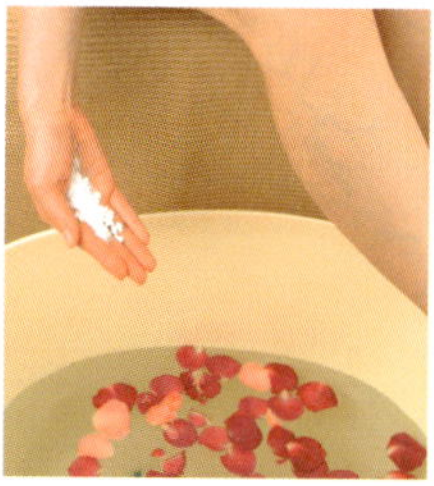

◯タラソパウダー（お塩）
タラソパウダー（お塩）を約20g入れます。血行促進と新陳代謝に効果絶大です。

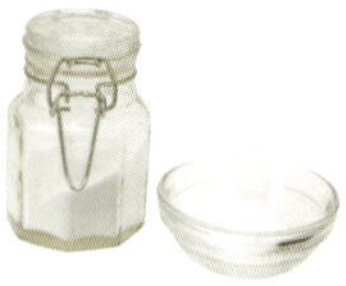

◯エッセンシャルオイル
オイルによってさまざまな効能があります。体調や気分に合ったものを選び、プラスαの効果を狙いましょう。

・精神を安定させたい……………………イランイラン
・良い眠りにつきたいとき…………ラベンダー
・のど、鼻の通りが良くなる………ユーカリ・ペパーミント
・女性ホルモンを整える……………ローズ
・ダイエット効果…………………………グレープフルーツ
・空気清浄…………………………………ユーカリ
（空気中のバクテリアを退治する）

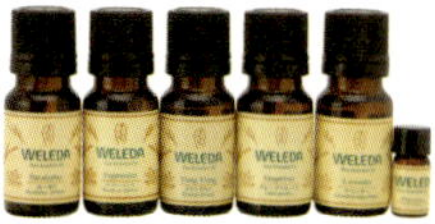

野生や無農薬有機栽培農法などによる精選されたハーブを使用
ヴェレダ　エッセンシャルオイル　〈左から〉ユーカリ（10ml）、ペパーミント（10ml）、イランイラン（10ml）、グレープフルーツ（10ml）、ラベンダー（10ml）、ローズアブソリュート（1ml）／ヴェレダ・ジャパン

靴下の効果

靴下は綿かシルク100%！
朝、布団を出たらすぐ履き、お風呂から出たらすぐに履く
そして布団に入る寸前に脱ぎましょう

ファッション性を重視するあまり、1年中素足で過ごす人が増えていますが、素足での生活はオススメできません。靴下は保温するもの。できるだけ、通気性の良い綿かシルク100%のくるぶしまで隠れるものを履き、足を冷やさないようにしましょう。

5本指ソックスは究極のセルフツボ押し

近頃、5本指ソックスの効果が浸透してきたこともあり、可愛らしいデザインもたくさん出てきています。5本指ソックスには、リンパのツボを刺激する効果もあり、履いているだけでツボを押していることになるのです。

＊くるぶしが隠れるタイプ

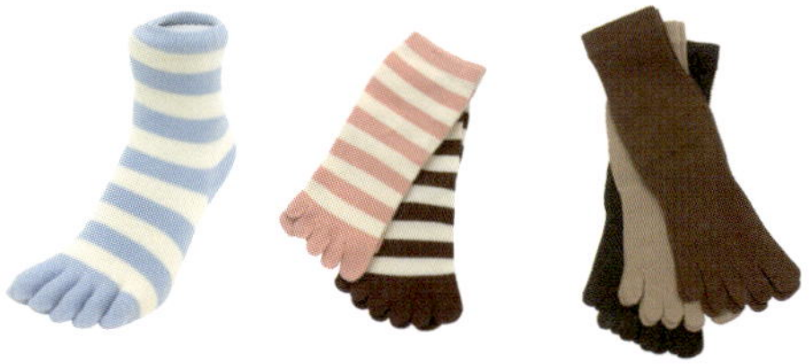

シンプルなデザインから柄が入ったものまであります。足を冷やさない、くるぶしより上まであるタイプが理想的です。

（左）5本指ボーダー（綿）ショート／ショセット（ダン）
（右）絹紡糸ハイケージクルー／クラシカ（ダン）

＊靴に隠れるインタイプ

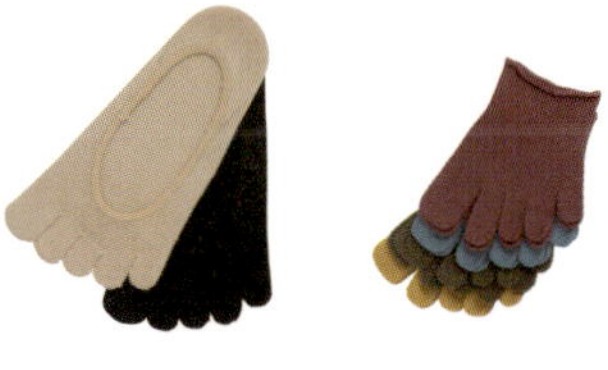

おしゃれのために、どうしても靴下は隠したい！というあなたに。薄手で、パンプスの中に隠れるタイプもあります。

（左）絹紡糸５本指パンプスイン／靴下屋（ダン）
（右）シルク５本指ハーフＭ寸／ショセット（ダン）

角質ケア

角質はリムーバーで削り、毎日クリームで保湿
ケア後は正しい歩行と自分にあった靴選びで再発を防ぎましょう

ガチガチ・ゴワゴワの角質は、見た目が悪いだけではなく、角質が邪魔をして刺激がツボに届きません。毎日手にハンドクリームをつけるように、足にもクリームを擦りこみ、角質ができるきっかけが減るよう、正しい歩行と靴選びをしましょう。

角質の削り方

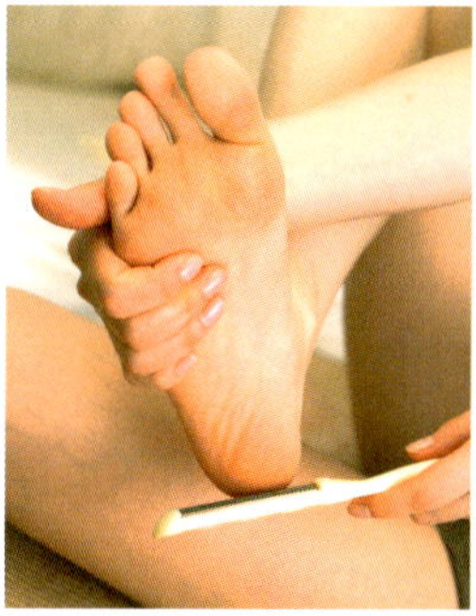

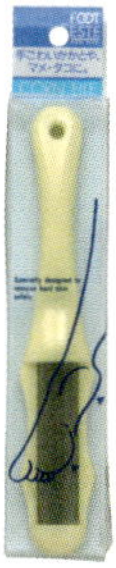

まず、お風呂上りや足浴後の、やわらかい清潔な足にします。水分はしっかりふき取り、角質は専用リムーバーで削ります。手ごわい角質は2、3週間に1度のケアが必要ですが、角質が無くなれば、角質ができたときにケアしましょう。やりすぎは逆効果になります。

フットエステ コーンファイル
うおのめ・たこ用リムーバー／シャンティ

クリームは尿素20%入りを使いましょう

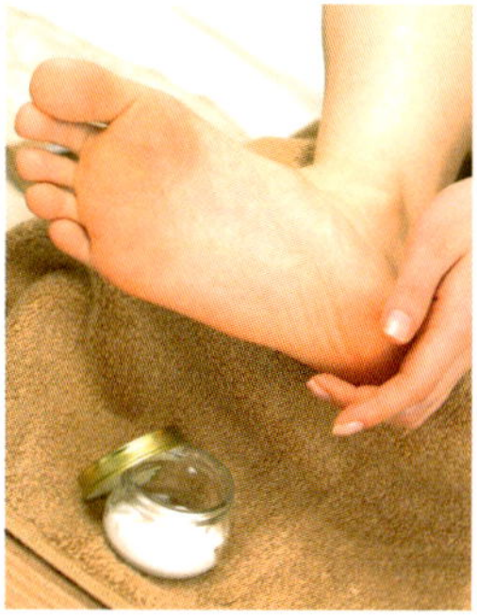

角質ケアのあとはもちろん、毎日のケアとして習慣にしていただきたいのが、クリームを擦りこむこと。そして、保湿効果、角質化を防ぐために、尿素20%入りのクリームを使ってください。

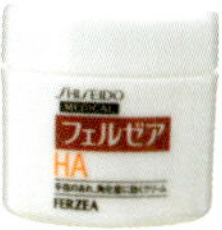

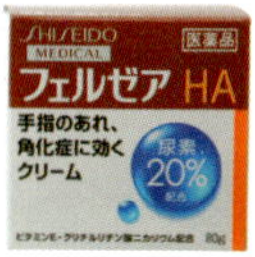

フェルゼア HA20クリーム（80g）／資生堂薬品

足の臭いを防ぎましょう

臭いの原因を絶つためには、清潔第一！

体が疲れていたり、爪の間のゴミや垢が臭ったり、ナイロン製の靴下などで
汗が菌を増殖させたり…と、臭いの原因は様々ですが、
一番大切なことは足を清潔に保つことです。

爪の間のゴミや垢を取り除きましょう

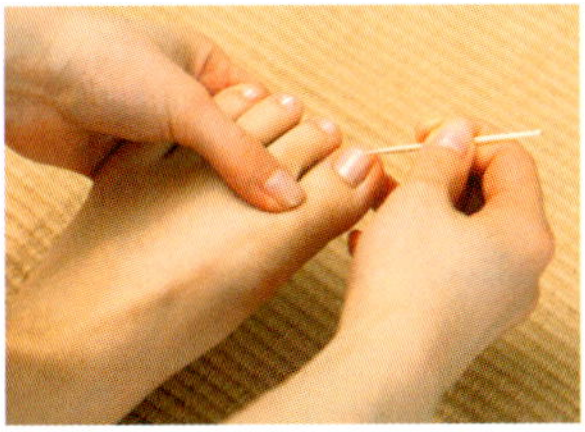

足は手に比べて洗う回数が少ないこともあり、爪の間にはたくさんのゴミや垢が詰まっています。肌や爪の生え際を傷つけないように、つま楊枝で丁寧に取り除き、終わったあとは消毒剤でケアをしましょう。

爪を伸ばしすぎない

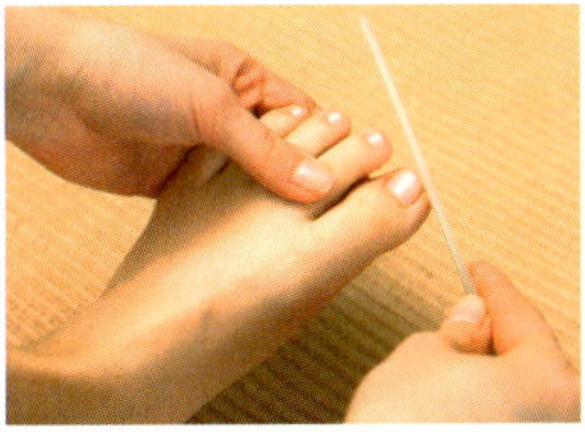

長い爪は、ゴミや垢を溜め込みます。また、爪切りで切ると、深爪になったり、巻き爪や白癬の原因にもなります。爪は爪やすりで削り、指の先端と同じくらいの長さに揃えるのがベストです。

毎日同じ靴を履かず、清潔に！

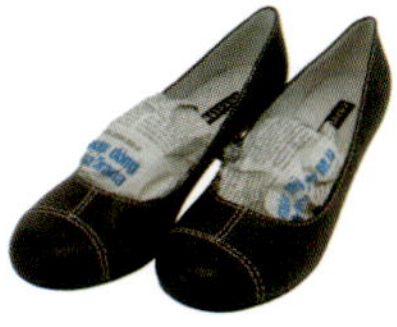

気に入っているからといって、同じ靴を履き続けたりしていませんか？　足はたくさんの汗をかき、靴はその汗をたっぷり吸っています。1日履いたら1日お休みさせ、その間に靴を乾燥させましょう。丸めた新聞紙を靴の中に入れておくと、水分をよく吸ってくれます。

靴の履き方

自分の足に合うよう、既製の靴をカスタマイズしましょう

足の形は十人十色。オーダーメイドで作らない限り、自分の足にぴったりな靴はありません。少しでも足の負担が軽くなるよう、既製の靴にひと工夫してあげましょう。

足のアーチを崩さないために中敷でフォローしましょう

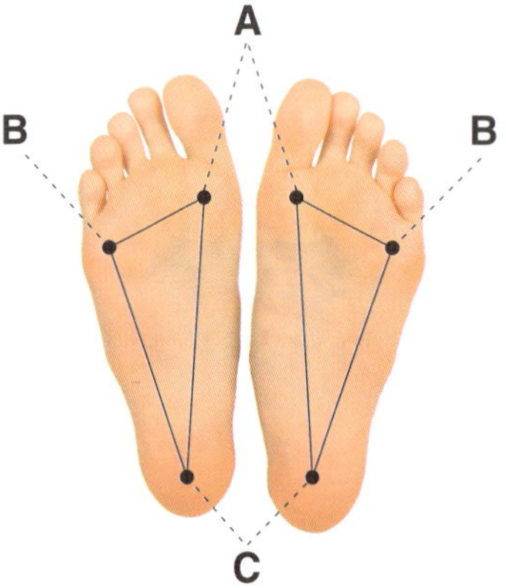

足は、AからBの横アーチ、BからCの外側のアーチ、AからCの内側のアーチの3つのアーチで支えられ、このアーチのバランスが崩れると、様々なトラブルが起こります。自分の足に合った中敷を敷くことによって、アーチをサポートし、疲れにくい足になります。

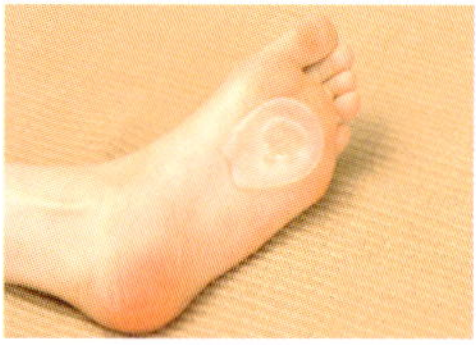

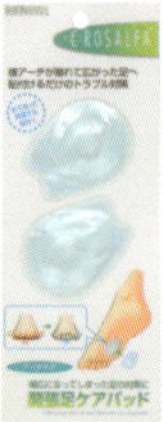

開張足ケアパッド
／赤石

紐靴は履くたびに根元の紐から結び直しましょう

1度靴紐を通してしまうと、ずっとそのままにしていたり、脱ぎやすく、履きやすいよう、緩めに紐を結んでいる方が大半ではないでしょうか？　紐靴は、靴と足を固定する大事な役割を果たすもの。足首の中央が足の軸。靴の中で足が泳がないよう、履くたびに根元の紐から結び直し、最後にしっかり結ぶようにしましょう。

崩れたアーチを取り戻すタオル体操

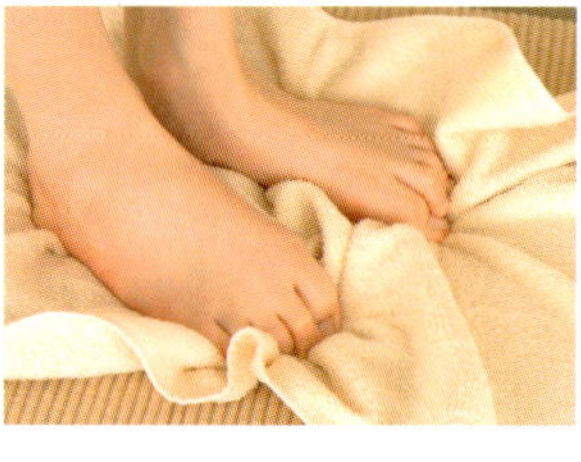

アーチが崩れてしまったら…。タオルの上に立ち、5本の指を動かして、タオルをたぐり寄せる運動をしましょう。筋肉を鍛え、改善することができます。

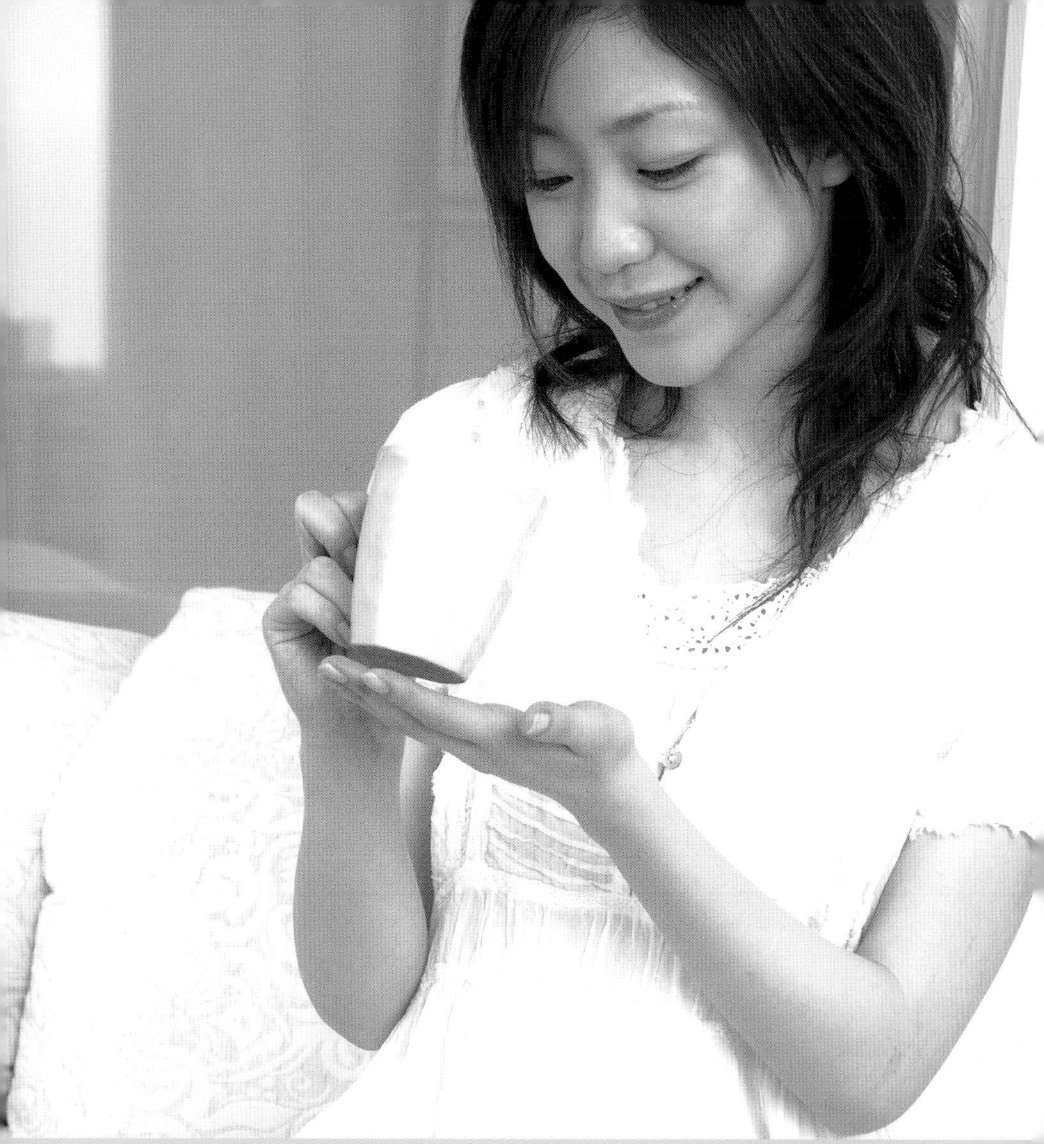

04

ツボる前に知っておこう！
～効果を確実なものにするために～

ツボは、いつでもどこでも押せるのが魅力ですが、
効果をしっかり出すために守って欲しいことが
いくつかあります。

押してはいけないタイミングや
足ツボの最中やあとに守って欲しいこと
注意して欲しいことをお伝えします。

効果を確実なものにするために守って欲しい

この本では、自分で自分の体を元気にする足ツボをお伝えしており、プロの足ツボ師を養成するものではありません。

足ツボ師が施術を行う場合は、お客様に足を伸ばしていただき、足裏がしっかりと外を向いた状態で行いますが、自分で押す場合は、膝を折り曲げて足裏を出す姿勢になるため、足裏がやや内側に入った状態で押すことになり、人をやる場合と、自分で押す場合では押し加減が違ってきます。

またプロの足ツボ師は、厳しい訓練を経て、骨や筋の場所も熟知した上で施術を行っています。

そこでみなさんに守ってほしいことが2点あります。

○市販の棒は使わず、必ず自分の手で押してください。

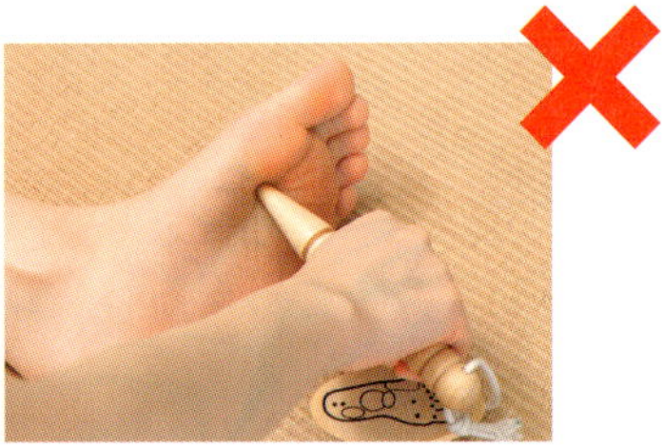

○自分の体調がベストな状態ではないとき、人の足ツボは押さないようにしましょう。

次ページからは、ツボ押しの際に注意して欲しいことについて触れていきます。

食後30分は避けましょう

食事をすると気持ちがリラックスし、ついその延長で足ツボを押したくなります。

しかし、食後30分は、最もツボを押してはいけないタイミング。食事をしたことで胃に血液が集まり、ここでツボを押してしまうと、消化器官に大きな負担がかかってしまい、逆効果となってしまいます。食後に押す場合は、40分～1時間後を目安に行ってください。

最も理想的なタイミングは、お風呂に入っているときやお風呂上りです。お風呂の最中であれば、足が温まっている上に、石鹸の滑りを利用してツボを押すことができます。また、お風呂上りであれば、1日の疲れがほぐれ、最もリラックスした状態で、良い眠りにつくことができるのです。

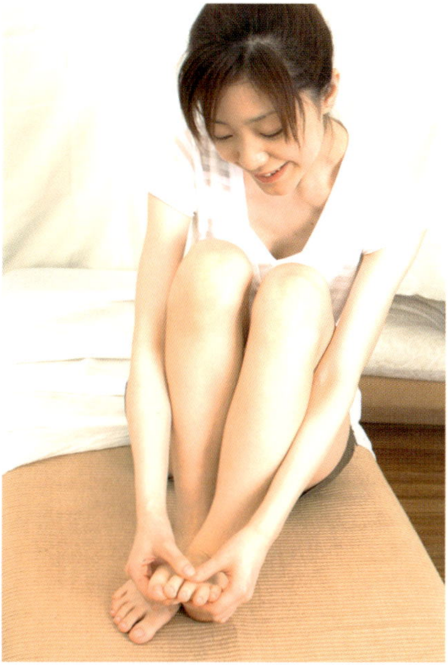

クリームやオイルを使ってツボりましょう

足に何もつけないまま、ツボを押したり揉んだりすると、滑りが悪く、摩擦によって皮膚にダメージを与えてしまいます。また、知らず知らずのうちに皮膚が黒ずみ、自分の手にマメやタコができてしまった…なんてことも。

そこで使っていただきたいのが、クリームやオイルです。
高額なクリームやオイルをご用意いただく必要はありません。足首から下の部分には尿素20％入りのクリームを、脚には肌にやさしいオイルが理想。終わったあとも、洗い流すのではなく、ベタつきを取り除く程度にふき取り、クリームやオイルの効果を無駄にしないようにしましょう。

オススメのクリーム

手足のあれ、角化症に効く尿素20％配合のクリーム。
のびがよく、皮膚にさっとなじみ、べたつきません。

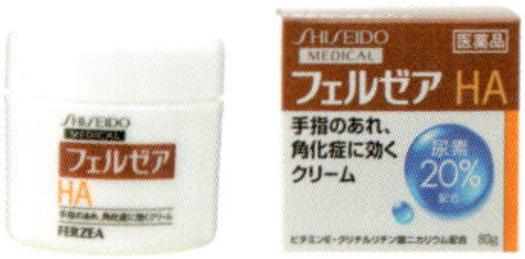

フェルゼア HA20 クリーム（80g）
／資生堂薬品

オススメのオイル

赤ちゃんにも使えるオイルだから、肌にとってもやさしいのが特徴。
角質ケア、保湿効果もある優れものです。

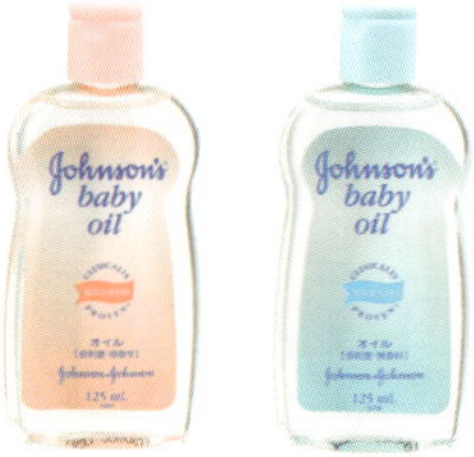

ジョンソン®ベビーオイル
微香性・無香料（共に125ml）
／ジョンソン・エンド・ジョンソン

足ツボの後は白湯を200cc飲みましょう

足ツボを押すと、身体全体の老廃物、尿酸・乳酸・水銀を出す、つまりデトックス効果があり、尿となって体外に排出されます。その尿を早く体から出すために、ツボを押したあとは約200ccの白湯を飲みます。30分経っても尿が出ない場合は、さらにもう1杯飲み、早く体外に出すようにしましょう。

また、「白湯って何度なの？」という質問をよく受けますが、白湯の温度が何度なのか、規定はありません。そこでみなさんには、「体温と同等か、それより少し冷めた程度」とアドバイスをしています。

一方、氷の入った水や、常温の水・お茶などは、体の水分補給として蓄えられ、白湯のようには、体外に排出させません。必ず、温度を守るようにしてください。

注意：医師より水分制限のある方は、注意してください

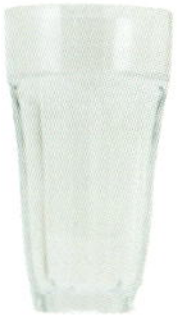

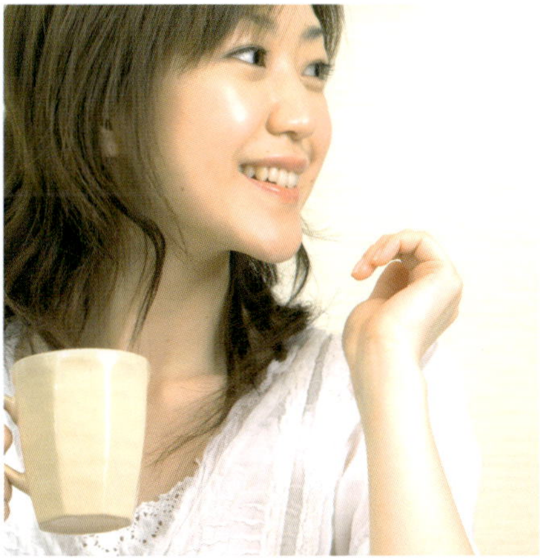

時間がないときは2分間の青竹ふみを！

昔はどこの家庭にもあった青竹ふみですが、最近はあまり見かけなくなってしまいました。

しかし、青竹ふみは自分の体重で運動する、最高の健康器具。全体がほぐれるのに、たったの2分で済むので、これを使わないなんてもったいないこと。時間がなくて、個別のツボを押せないときは、青竹ふみを踏めば良いのです。

使い方はいたって簡単。足の前方、中央、後方とそれぞれを刺激し、1セット2分、1日5セットを限度に、必ず立って行いましょう。

ただひとつ、やりすぎには注意。やりすぎると、皮膚の表面の油分や水分がなくなり、角質ができてしまいます。また、ツボに当たるよう、凹凸がついた健康サンダル、ナースシューズも要注意。履き続けると、頑固な角質ができてしまうので、気をつけましょう。

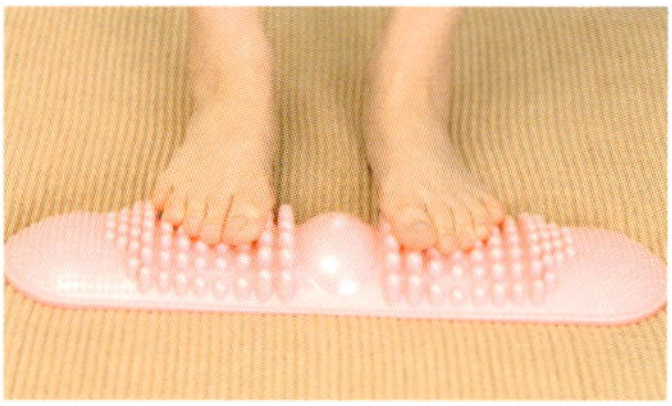

前方

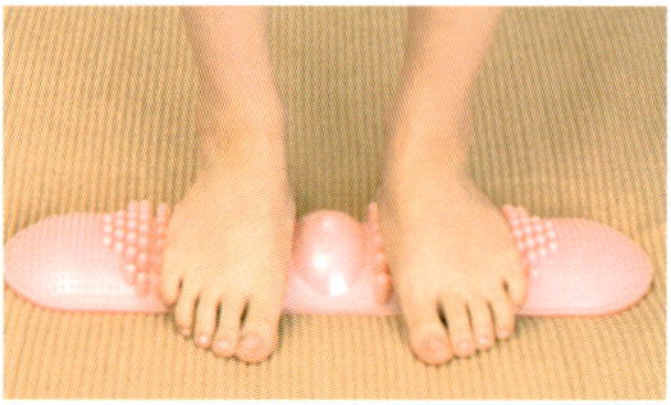

中央

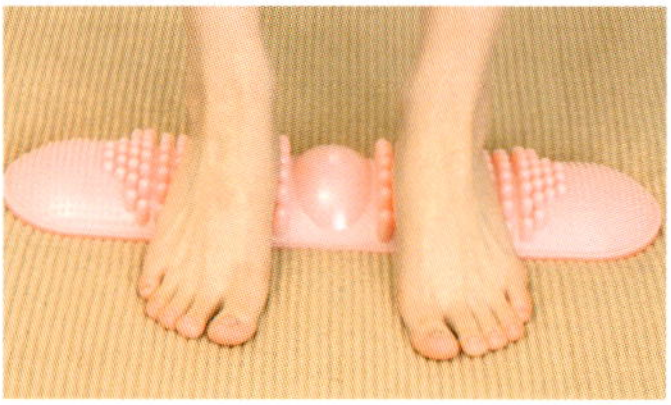

後方

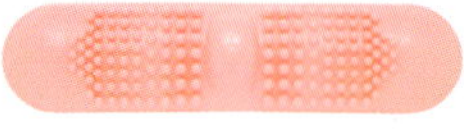

近頃は、100円ショップでも見かけるようになりました。いろいろなサイズがありますが、足が肩幅程度に広がるものがオススメです。安価なので、旅先にも持って行けますね。

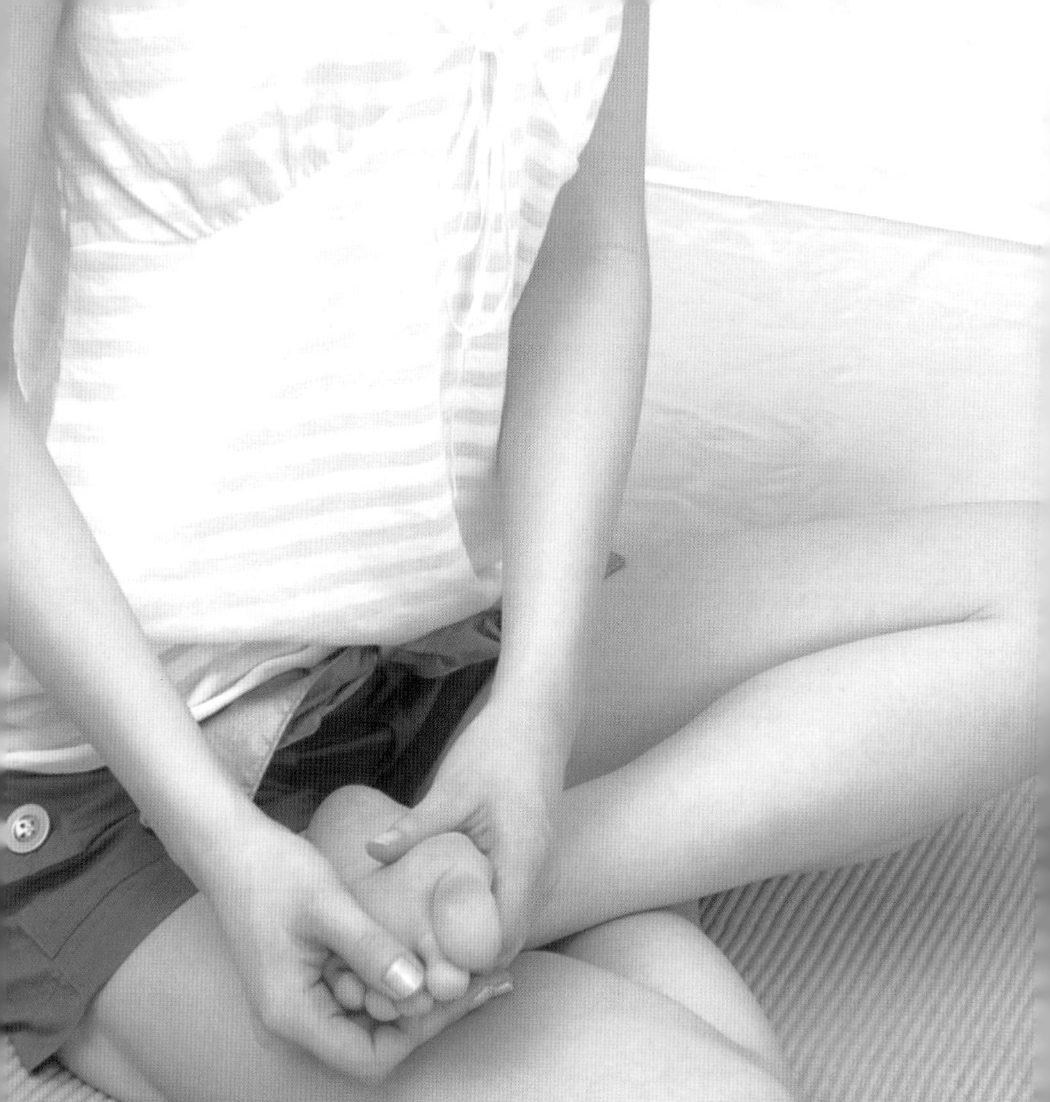

05 いよいよ実践！ Matty式足ツボ10分解毒マッサージ

覚える基本テクニックはたったの４つ。
この４つのパターンを、
押したり、押しすべらせたりするだけ。

非常にシンプルで簡単だから毎日続けることができるのです。
さあ、あなたも今日からデトックス美人の仲間入りです！

ツボ押しのハンドテクニック

まず、足の裏をもんでみましょう。コリコリ、プチプチとしたしこりはありませんか？　押して痛い部分はありませんか？　もし、そのような部分があるとしたら、それは老廃物の乳酸、尿酸の残骸たち。これらが血液の流れを悪くし、様々な症状を引き起こす原因となっているのです。

Matty式で使う、ツボ押しのハンドテクニックはたったの4つ。中国語読みを簡単に略して、「ツー」「フー」「ツァー」「グー」と呼んでいます。

この4つの方法で、ゆっくり押したり、押しすべらせたりするだけ。

これだけの動きで、コリをほぐし、乳酸や尿酸を流し出す効果があるのです。

とっても簡単ですよね！

ポイントは、痛いところやしこりのある部分を、痛すぎない程度に、少しずつ力を入れながら押してみること。

慣れてくるとリズミカルに指が動くようになり、自分でも老廃物の溜まり具合がわかるようになってきます。

また角質が多い方は、初めのうちは痛みを感じません。しかし、もみ続けているうちに足裏が柔らかくなり、突如、痛みと対面することになります。痛みを感じないからといって、「私には老廃物が無い！」と思わず、角質が多いのかも？　と疑ってみてください。

1.「ツー」

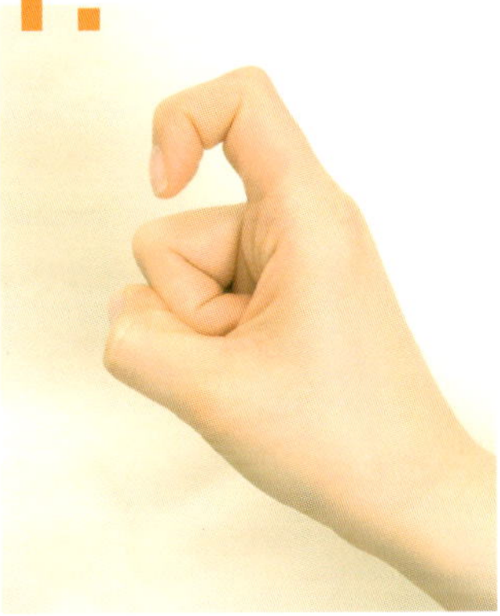

親指かひとさし指の、どちらかやりやすい指の第2関節を90度に曲げます。細かい部分を押すときによく使い、ダイレクトにツボに入ります。

2.「フー」

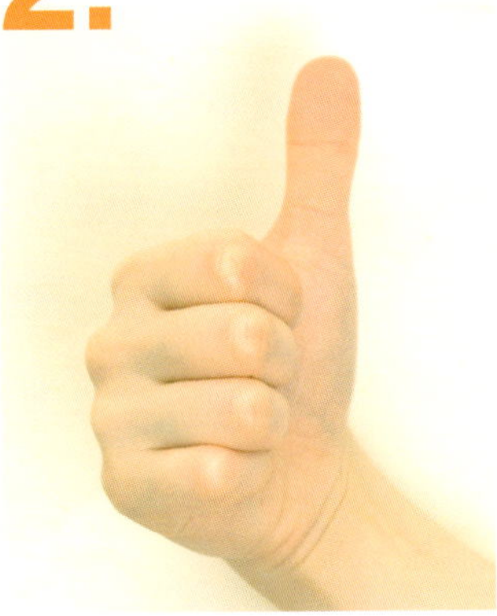

親指の腹を使って、押したり、押しすべらせたりします。幅広いツボを押すときや、老廃物を流し出すときにも重宝します。

3.「ツァー」

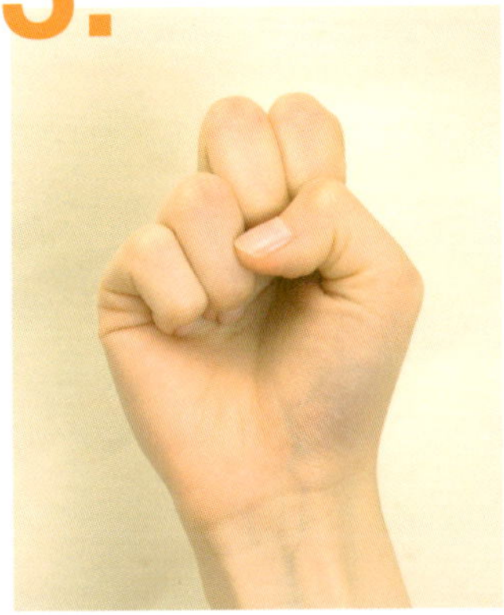

ひとさし指と中指の関節の内側で、挟むようにして押したり、押しすべらせたりします。足の側面のツボなどを刺激するときに役立ちます。

4.「グー」

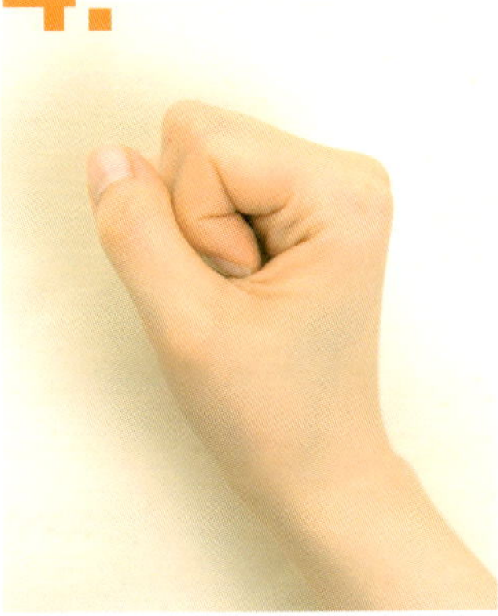

握りこぶしスタイル。ひとさし指、中指、薬指、小指の第1関節から第2関節までの面を使って、押しすべらせたり、叩いたりします。

ツボ押しの基本

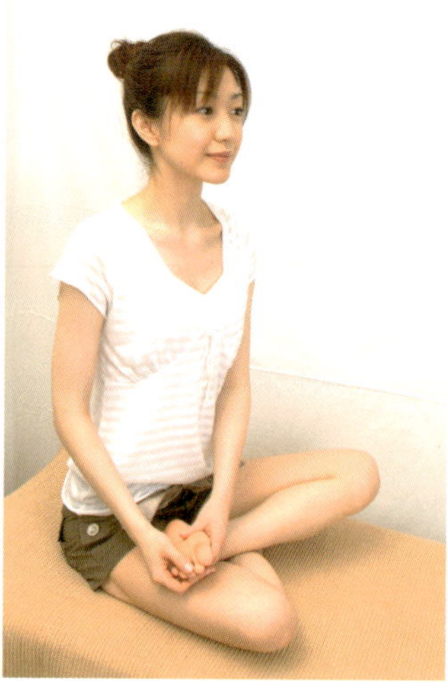

ラクな姿勢をとりましょう

まず、動きやすいラクな服装に着替えましょう。椅子に座っても、床に直接座っても構いませんので、体に負担がかかるような無理な体勢はとらず、リラックスできる姿勢で行いましょう。

また、足の下にタオルを敷くと便利です。床や椅子を汚す心配が無くなるだけではなく、終わったあと、ツボを押す際につけたクリームやオイルを拭き取るときにも役立ちます。

ウォーミングアップは、左足から!

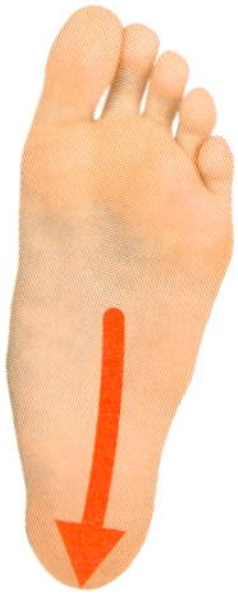

各ツボを押す前に、まず足裏を「グー」でウォーミングアップ。その際の順番は、心臓がある左足から。真ん中からかかとに向かって、第2関節を使ってグリッとほぐしてあげましょう。この準備運動を行ったほうが、各ツボの効果も出やすくなります。

靴下を履いたままではツボれません

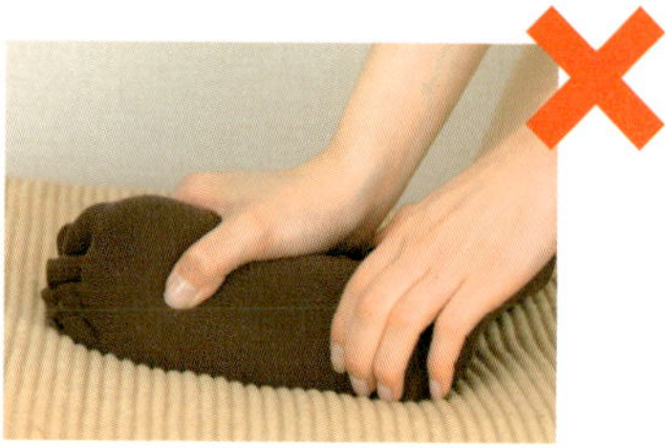

そしてひとつ注意事項。面倒だからといって、靴下を履いたまま足ツボを押してはいけません。しっかりツボに届かず、効果が得られないほか、摩擦がおきて皮膚を傷めたり、黒ずみの原因にもなります。必ず、素足になってツボりましょう。

さぁ、これで準備は万端。
毎日ツボって、「Matty式　足健瘦身術」を自分のものにしてください!

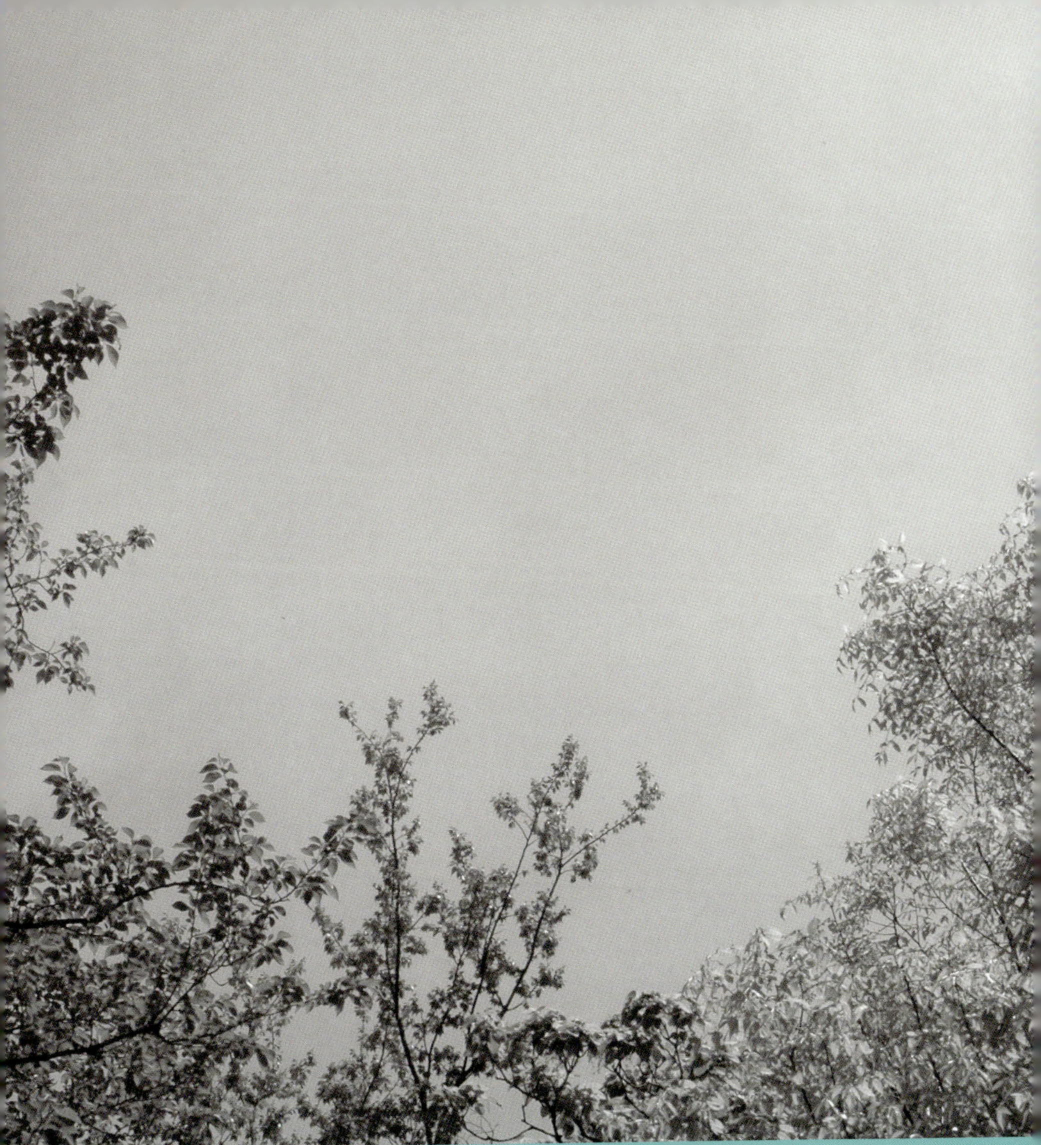

06 現代のストレス編

現代社会を生きる私達は
さまざまなストレスに見舞われています。
ストレスが原因で起こりやすい症状をまとめました。

頭痛、片頭痛 ・ 肩こり ・ 首のこり ・ 腰痛
胃痛 ・ 疲れ目、視力低下 ・ 疲労回復

頭痛・片頭痛

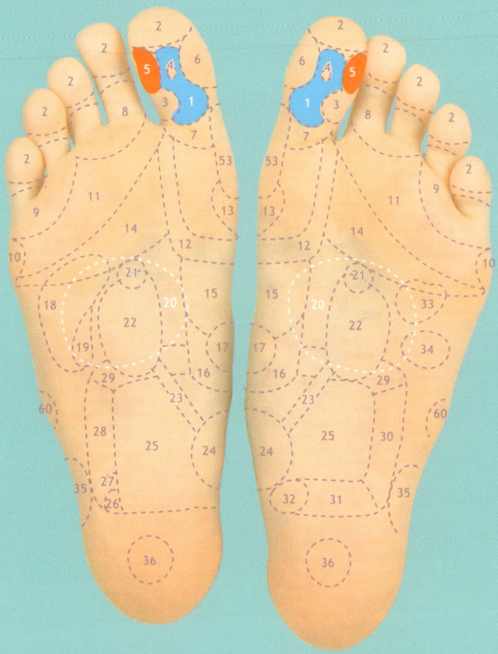

1 大脳　5 こめかみ、三叉神経

頭痛に悩まされている人は多く、そのほとんどが、薬に頼っているのではないでしょうか。頭痛の原因はひとくくりにはできず、肩こりや目の疲れからくるもの、ストレスからくるもの、ホルモンのバランスが変わるときにおこるものなど、様々な原因が考えられます。

しかし、頭痛のツボは親指にある2つのツボだけ。急に襲ってくる頭痛も、このツボを刺激するだけで随分和らぎます。痛みを感じないときも、ツボを刺激し続けると予防につながるので、根気よく押し続け、常にやわらかい状態を保ってください。

また、このツボは手にもあり、場所も同じです。手のツボは足に比べるとやや押しづらいので、ボールペンの先など、少し先がとがったもので押してみてください。

5 こめかみ、三叉神経

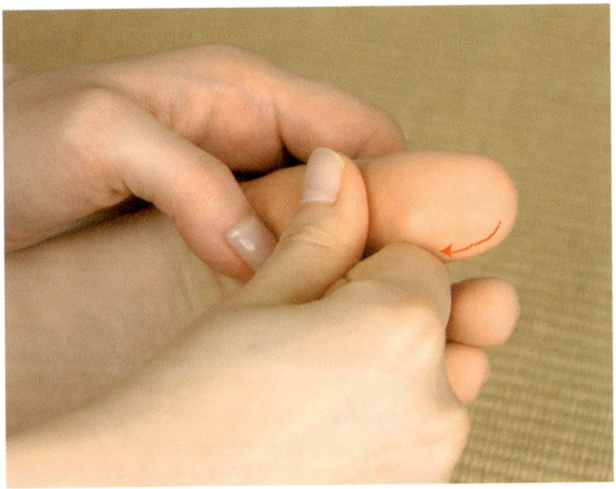

手は「ツー」の形。
頭痛がひどいときは、この部分が硬くなっています。やわらかくなるまで、グリグリと上から下へ押しすべらせてください。

1 大脳

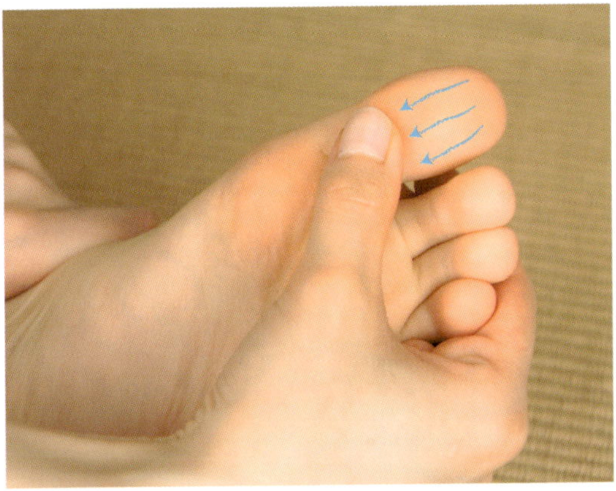

手は「フー」の形。
親指の腹の部分を上から下へ押しすべらせて、マッサージしてください。この部分がやわらかくなると、頭痛予防になります。

さらにワンポイント

頭痛がおこったら身体を横にするのではなく、体育座りの姿勢をとると脳の圧迫が避けられるので、少しラクになります。排泄を良くすることも大切なので、白湯をたっぷり飲みましょう。

肩こり

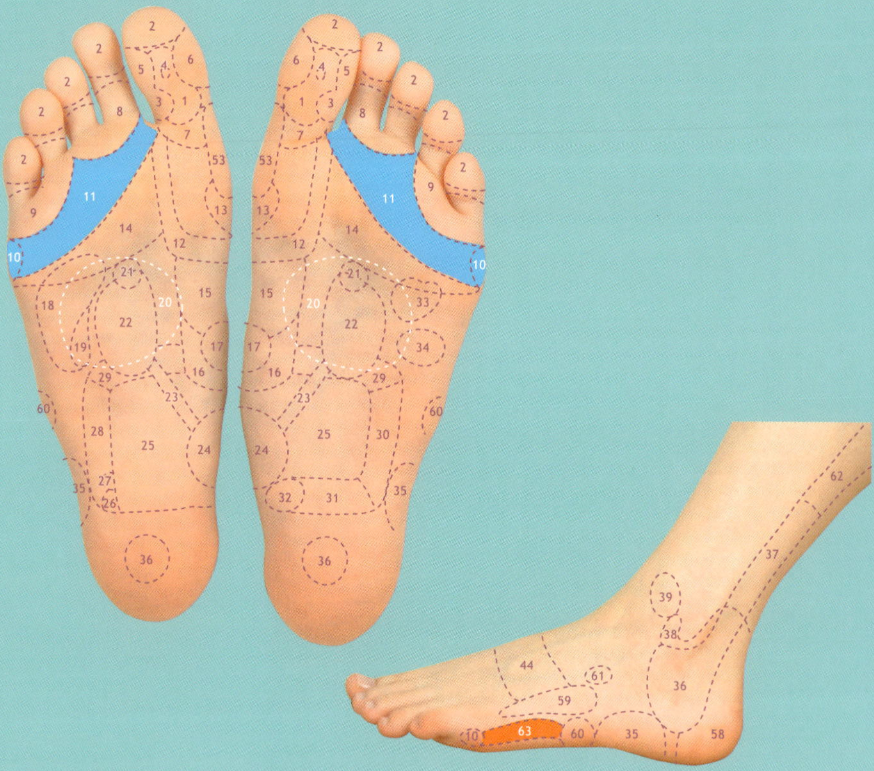

10 肩　11 僧帽筋　63 上腕

デスクワークや長時間のパソコン操作など、同じ姿勢をとり続けたことによって血行が悪くなってしまったり、目や首の疲れから疲労物質が溜まってしまい、肩がこってしまうことが多いようです。

そんなときは、1日10回バンザイをしてみてください。たったこれだけで、下がったままの血液が上に流れ、途端に血液のめぐりが良くなり、肩こりがかなり解消されます。ぜひ行ってみてください。

また、テーブルと椅子の高さが合っていなかったために、万年肩こりに悩んでいた…という方もいらっしゃいます。もう一度高さをチェックし、体にあったものを使うようにしましょう。

11 僧帽筋

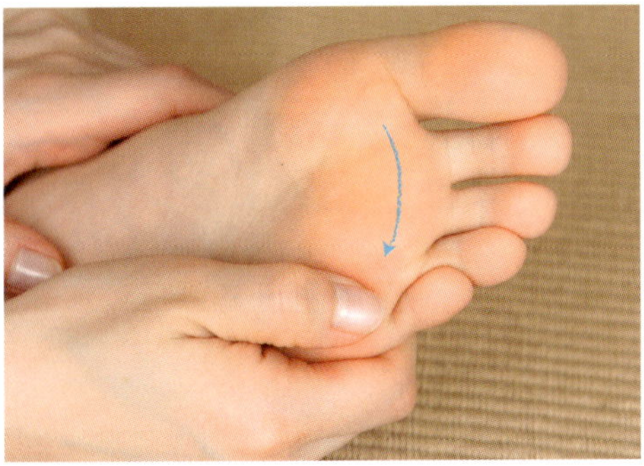

手は「フー」の形。
まず僧帽筋の部分を、親指の腹を使って内側から外側へともみほぐします。

10 肩

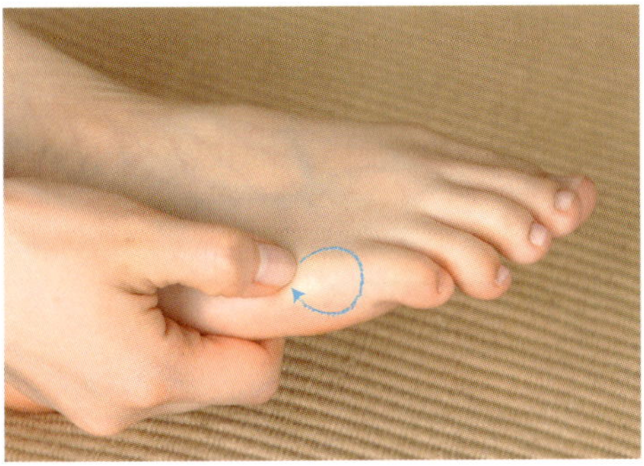

手の形は「フー」の形。
肩へダイレクトに効くツボです。小指の付け根を中心に、まわりに円を書くように押しすべらせてください。

63 上腕

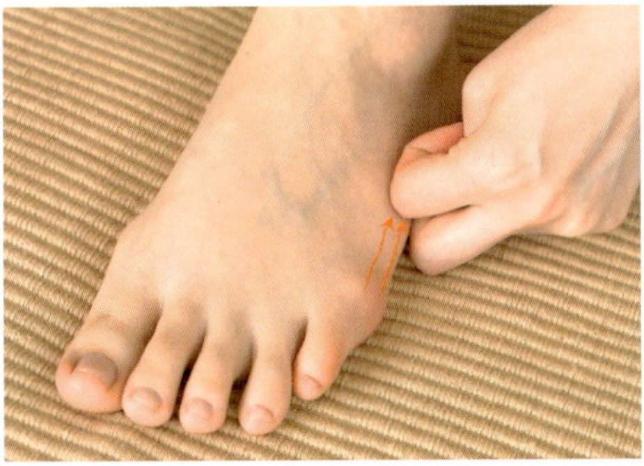

手の形は「ツァー」の形。
ひとさし指と中指で、側面にある上腕のツボを挟みこみ、それぞれの第2関節を使ってかかとのほうへ向かって押します。

首のこり

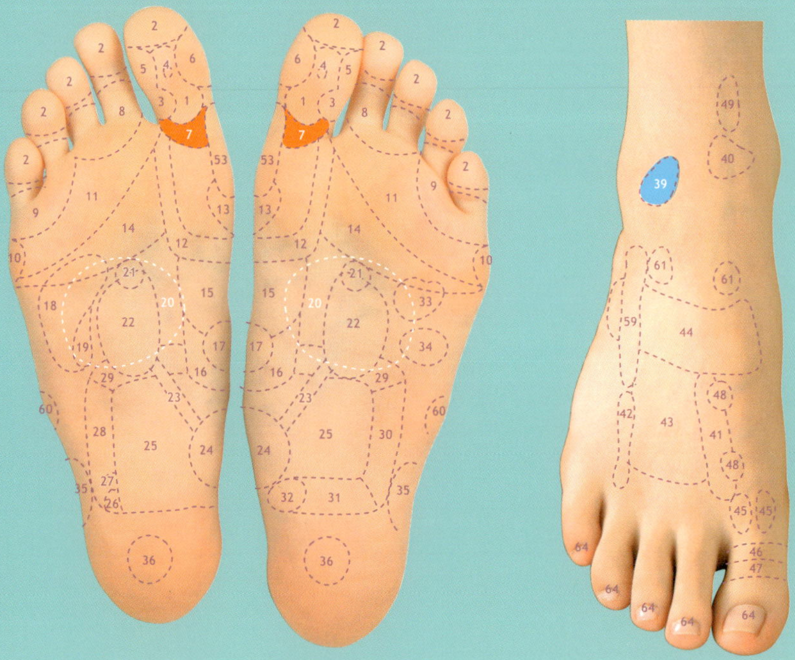

7 頚椎　39 上身リンパ

肩こりと同様、同じ姿勢をとり続けることによって首に負担がかかり、首がこる原因となります。首がこると、肩までこりが広がることが多いので、肩こりのツボとセットでやると効果的です。

また、このツボは、寝違いをしたときにも有効です。朝起きて首が痛いと思ったら、このツボを押してあげましょう。

首がこるからといって、首を直接むやみに叩いたりするのはオススメできません。あまりにひどい場合は、頚椎ヘルニア等の疑いもあるので、我慢せず病院で見てもらいましょう。

7 頚椎

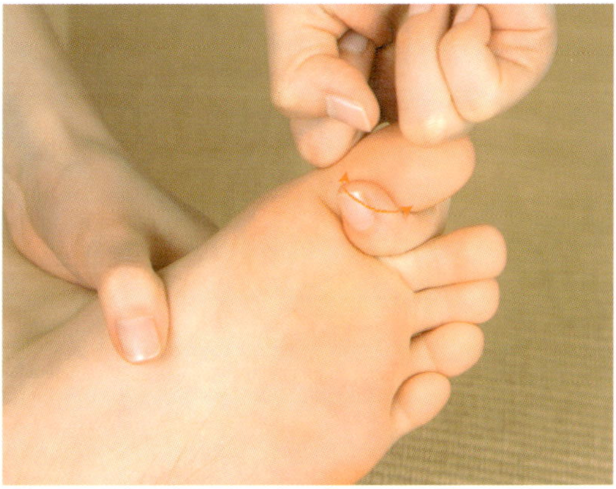

手は「ツァー」の形。
親指の付け根の部分を、ひとさし指と中指ではさみ、手首を左右にまわすようにします。痛みを感じやすい場所ではありますが、何度も繰り返し行ってください。

39 上身リンパ

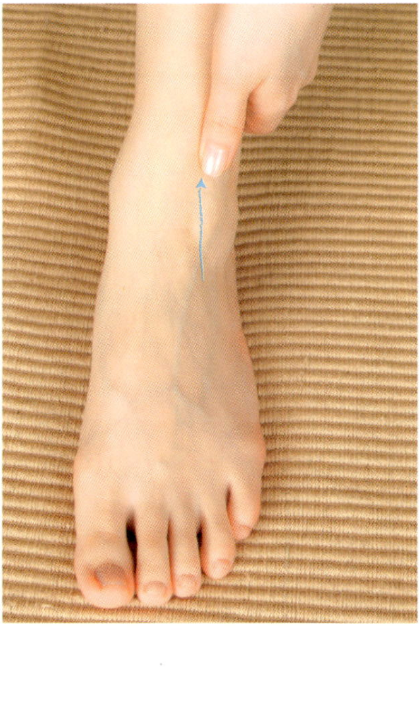

手は「フー」の形。
外側くるぶしの横の部分を、下から上へ向かって押しすべらせてください。ツボに入りづらいので、少し強めに押すのがコツです。

腰痛

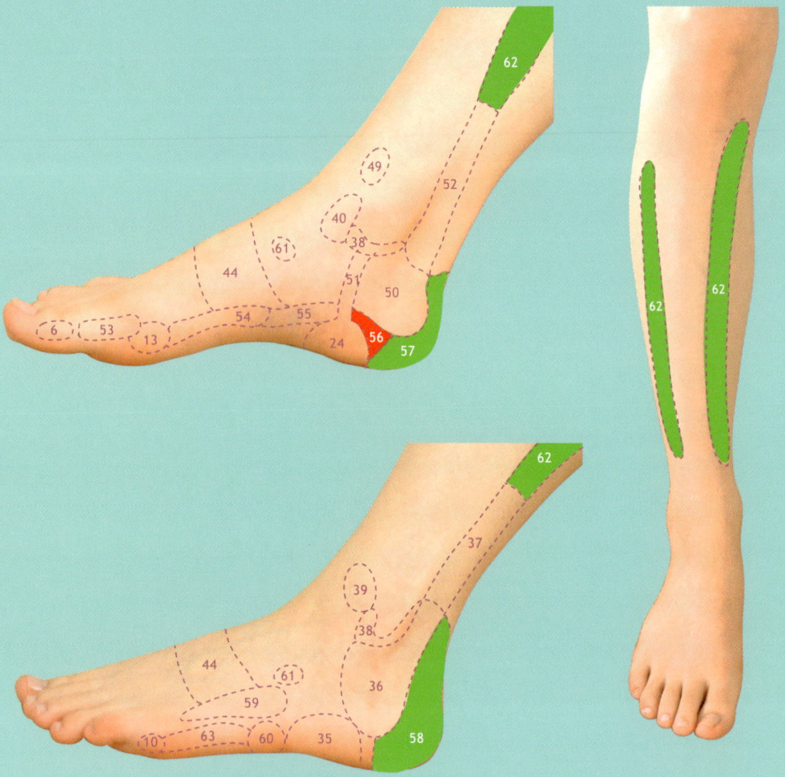

56 仙骨　57 内尾骨　58 外尾骨　62 坐骨神経

以前、腰痛は老人特有の症状と思われていましたが、最近は、世代を問わず腰痛を訴える人が増えています。もし痛みを感じた場合、重いものは持たないようにし、立ち上がるときは、奥歯を軽くかみ締めて、かみ合わせてから立つようにすると痛みが和らぎます。そして、お風呂に入る際はシャワーだけではなく、湯船にゆっくり浸かるようにしましょう。

また、合わない靴を履き続けているために、腰を痛めている場合もあります。中敷でフォローするなど、クッションの良いものに替えてあげましょう。

56 仙骨

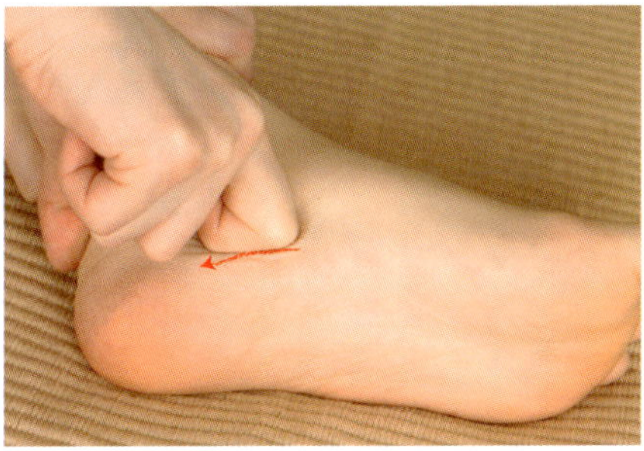

手は「ツー」の形。
くるぶしより1cmほど下の部分が仙骨のツボ。かかとのほうへ向かって、グリッと押しすべらせましょう。

57 内尾骨

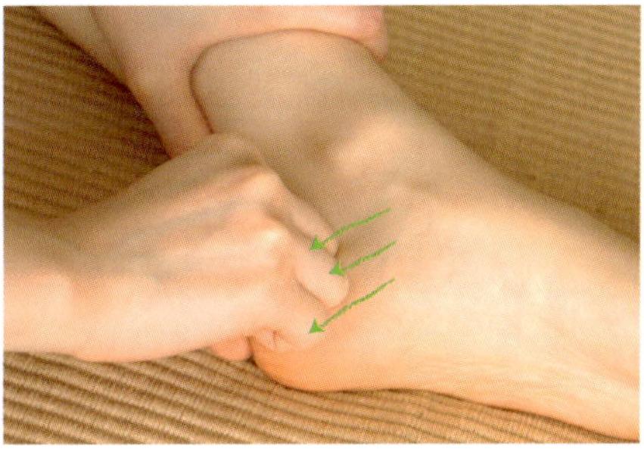

手は「グー」の形。
ひとさし指から小指までの第1関節を使って、内側のかかとの部分をグリグリと押します。

58 外尾骨

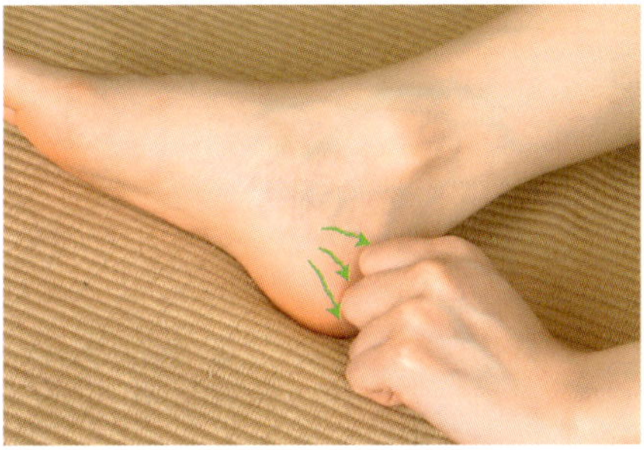

手は「グー」の形。
ツボの押し方は、内尾骨のツボと同じ。外側のかかとの部分をグリグリと刺激しましょう。

62 坐骨神経

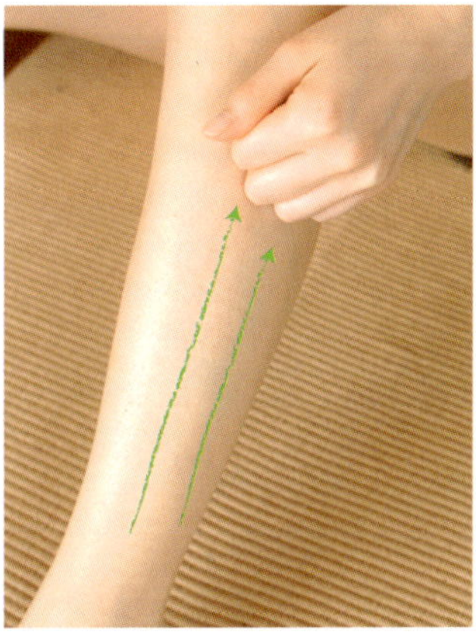

手は「グー」の形。
第1関節から第2関節の部分を使って、足首からひざに向かって、一気に押しすべらせます。内側、外側共に5回ずつ行います。

胃痛

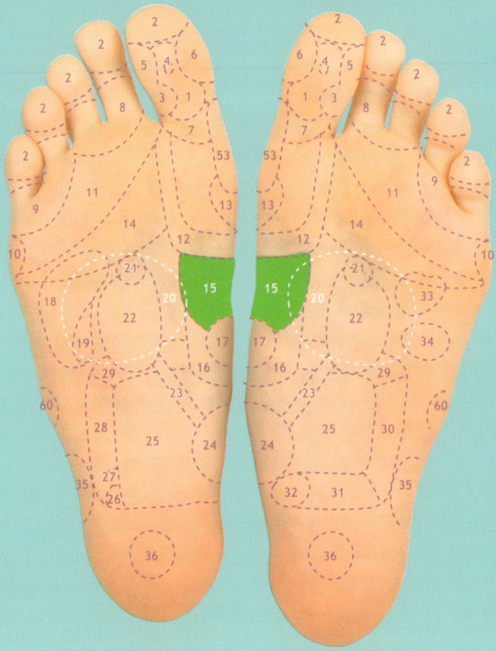

15 胃

食べたものは、胃から小腸、大腸へと送られ、排泄されます。その第1段階となる胃は、食べ物の消化・吸収の準備を行う場所で、食べ物を胃液と良く混ぜ合わせ、消化しやすいように、お粥のような状態にする役目をしています。

胃はみぞおちの左側にありますが、みぞおちあたりがチクチクと痛かったり、鈍痛を感じるときが、胃痛のサインです。

胃痛の原因は、ストレス、暴飲暴食、冷えなどが考えられますが、大半の方はストレスが原因となっているのではないでしょうか。現代社会はなにかとストレスが多く、もはや切っても切れない存在になっています。

胃のツボは、とってもシンプルで1カ所だけ。吐き気や胃炎などにも効果があります。

15 胃

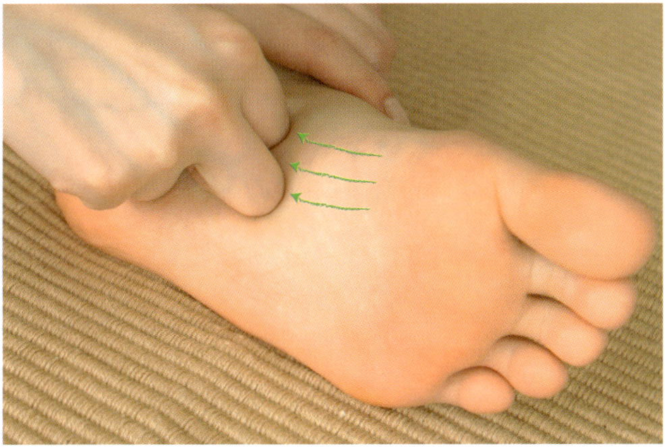

手は「グー」の形。
くぼみの部分を、グーの第２関節の部分を使って、しっかり力を入れて押しましょう。プチプチ、ゴロゴロを感じるときは、胃が悲鳴をあげている証拠。少し痛いかもしれませんが、痛すぎない程度に、違和感がなくなるまで、何日も続けて行いましょう。

さらにワンポイント

食べ物が胃にとどまる時間は、液体・固体、冷たい・温かいなど、性質によって違ってきます。水やお茶などの液体は数分、普通の食べ物は１～２時間、脂っこいものは、３～４時間かかるといわれています。胃がもたれると感じるときは、胃の中に食べ物が長くとどまっている状態。脂っこいものを立て続けに食べることは、胃を酷使することになりますので、気をつけましょう。

疲れ目・視力低下

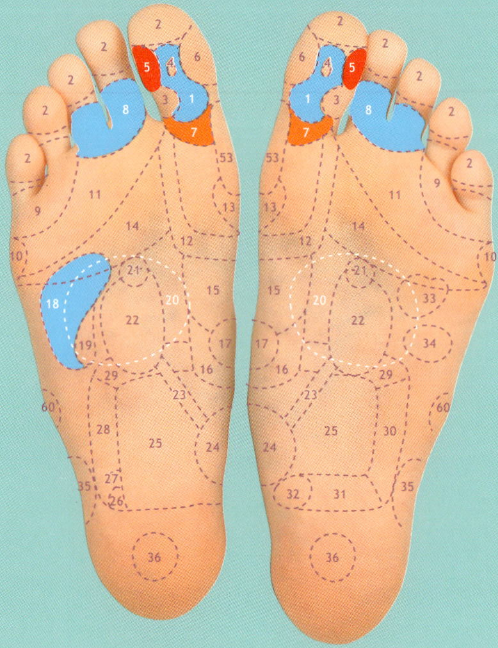

1 大脳　5 こめかみ、三叉神経　7 頚椎　8 目　18 肝臓

オフィスで長時間パソコンを使ったり、暗い場所で本を読んだりと、我々の生活の中には、視力が悪くなる原因が溢れています。また、最近はコンタクトレンズを使用することによってドライアイを引きおこし、目が疲れた…と感じている方も多いようです。しかし、目を使わないで生活することは難しく、どうやってケアをするか、考えなければなりません。

そこで、ひとつ「目の体操」を伝授します。

まず正面を向きます。そして自分の顔の前に、指で数字の8を書き、それを目で追います。小さく書いたり、大きく書いたりして、見る幅を変えます。こうすることによって、目のまわりの筋肉の体操になり、スッキリとリフレッシュされた感じがします。ツボ押しとセットで行ってみてください。

1 大脳

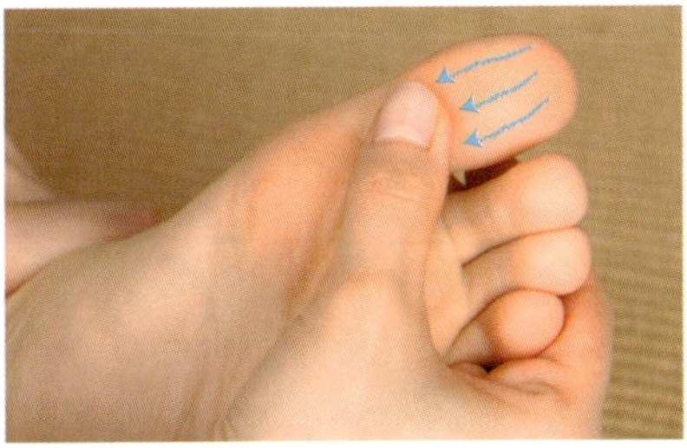

手は「フー」の形。
親指の腹の部分を上から下へ押しすべらせて、マッサージしてください。

5 こめかみ、三叉神経

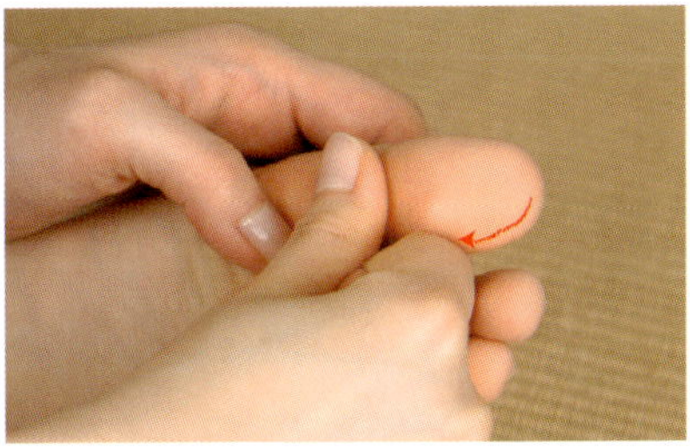

手は「ツー」の形。
やわらかくなるまで、グリグリと上から下へ押しすべらせてください。

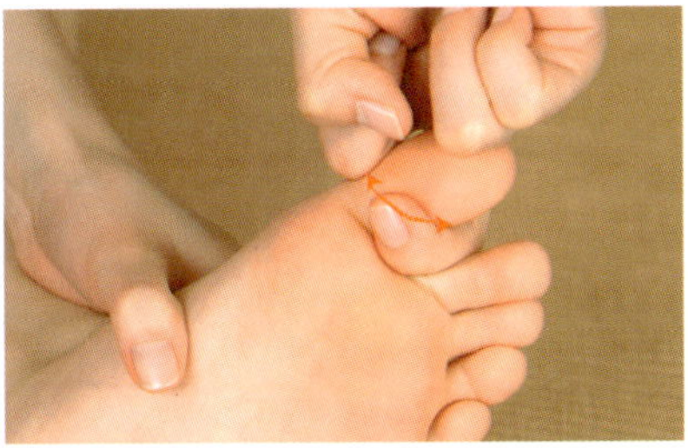

7 頚椎

手は「ツァー」の形。
親指の付け根の部分を、ひとさし指と中指ではさみ、手首を左右にまわすようにします。

8 目

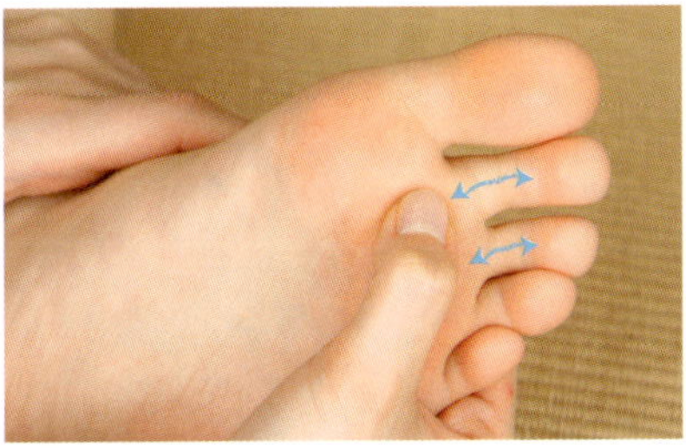

手は「フー」の形。
ひとさし指と中指の第1関節から付け根の下まで、上下に何度も指をすべらせましょう。

18 肝臓

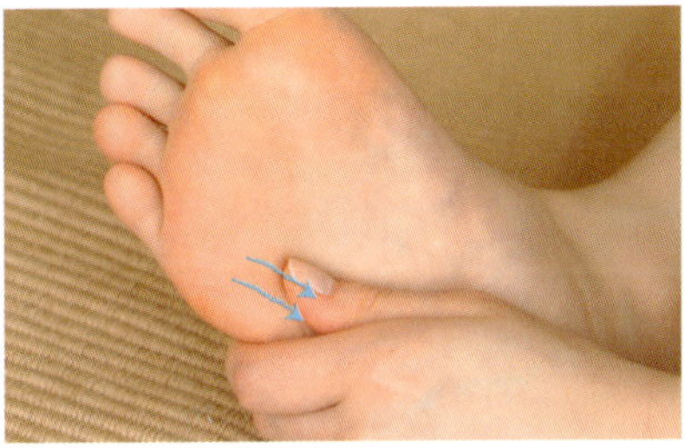

手は「フー」の形。
肝臓のツボは右足のみにあります。かかとの方へ向かって少し強めに押しましょう。

疲労回復

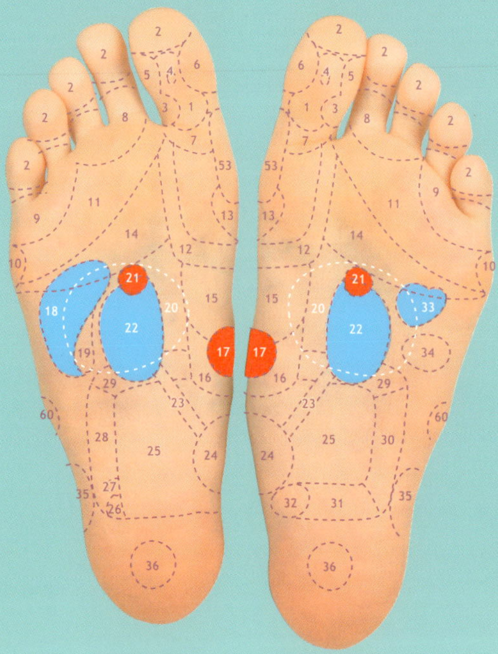

17 すい臓　18 肝臓　21 副腎　22 腎臓　33 心臓

ツボポイントを見ると、内臓や心臓など、あらゆる部分を押してあげないと、疲労は回復しないことがわかります。たっぷり睡眠をとり、疲れは溜めないことが一番ですが、残業が続いたり、子育てをしながら家事をしたりと、リフレッシュをする間もなく慌ただしい毎日を送っていると、疲れは溜まる一方です。

そんなときの特効薬として、栄養ドリンクを飲むという方も多いかと思いますが、そのとき、一気飲みをしていませんか？　今後はその飲み方を改め、点滴をするように、ストローを使ってゆっくり飲むようにしましょう。身体にゆっくり浸透し、最高の効果を得ることができます。

17 すい臓

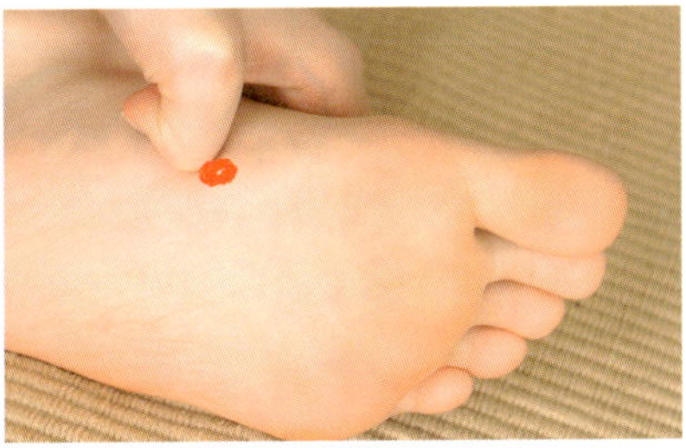

手は「ツー」の形。
ツボの位置をしっかり確かめ、しっかり押しましょう。すい臓は、胃の後ろの脊椎との間にあり、全身のブドウ糖の促進をさせるインスリンの分泌をすることで知られています。

18 肝臓

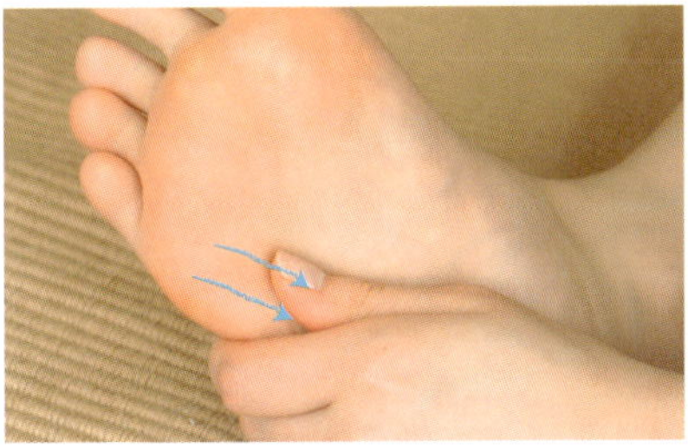

手は「フー」の形。
肝臓のツボは右足のみにあります。かかとの方へ向かって少し強めに押しましょう。

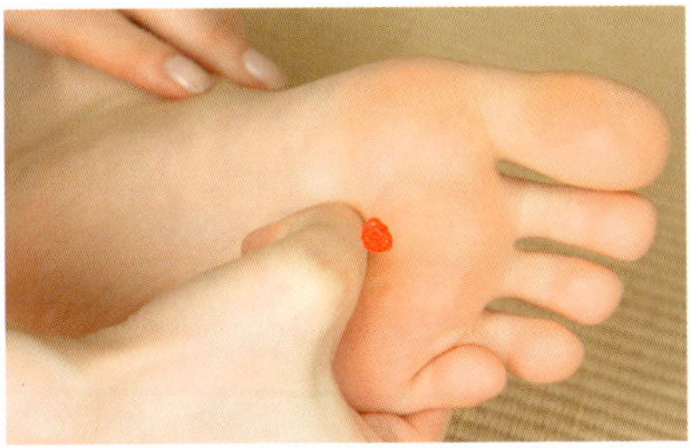

21 副腎

手は「ツー」の形。
小さいツボなので、しっかり届くよう、丁寧に押しましょう。副腎は、肋骨に覆われている腎臓の上にあり、ホルモンやアドレナリンを作り出す役割をしています。

22 腎臓

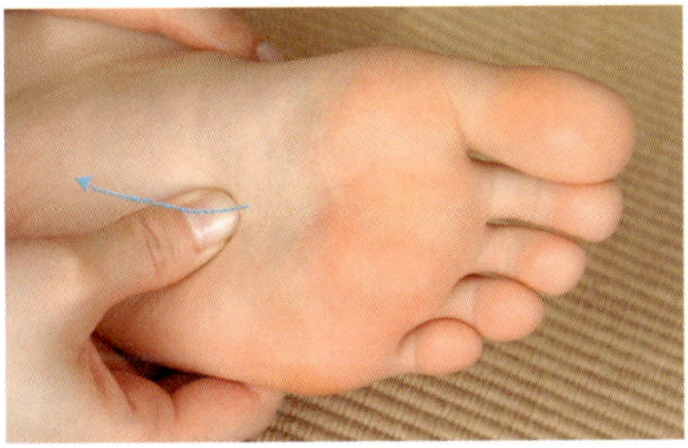

手は「フー」の形。
足裏のちょうど真ん中あたりに、ツボがあります。指の腹を使って、かかとのほうへ流すようなイメージで押しましょう。腎臓は肋骨で覆われた部分にあり、老廃物をろ過し、尿として排泄する働きをしています。

33 心臓

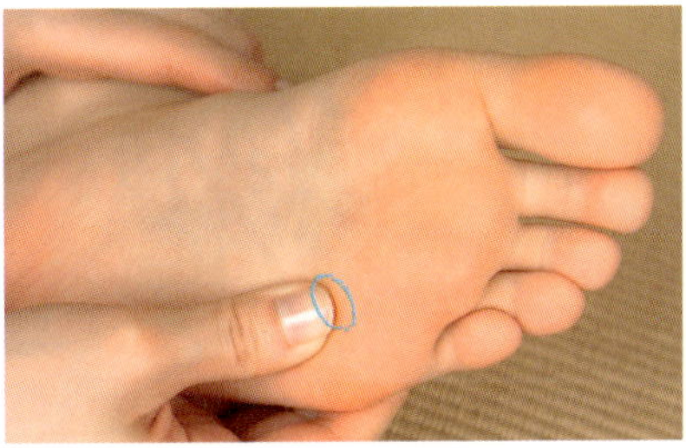

手は「フー」の形。
心臓のツボは、左足のみにあります。親指をやや立てるようにして、グリグリと押しましょう。心臓は休むことなく、血液を循環させる役割を果たしています。

さらなる効果を求めて～お茶のススメ～

［ストレスに効くお茶］

工芸茶

工芸茶は、緑茶と花茶を組み合わせ、丁寧に手作りされた贅沢なお茶。ジャスミンの香り付けがされ、見た目がとってもキレイでリラックス効果も大。目と香りで楽しめ、味が無くなるまで何杯も飲むことができます。

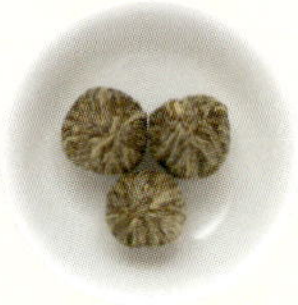

お湯を入れる前は、
大きな玉状です。

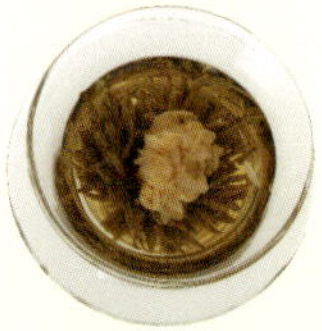

お湯を注ぐとどんどん葉が開き、
お花が咲いたよう。
中の花の種類もたくさんあります。

茉莉花茶（ジャスミン茶）

茉莉花茶はホルモンの増加を施し、沈静効果もあります。緑茶をベースにジャスミンの香り付けがしてありますが、香料での香り付けではなく、天然のジャスミンで香り付けされたものを選びましょう。香料とは風味の違いが歴然としています。

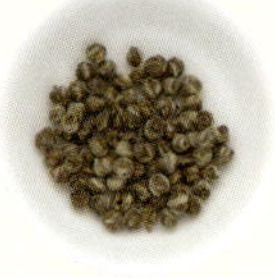

ひとつひとつ丁寧に丸められ、
小さな玉状です。
丸めていないタイプの
ものもあります。

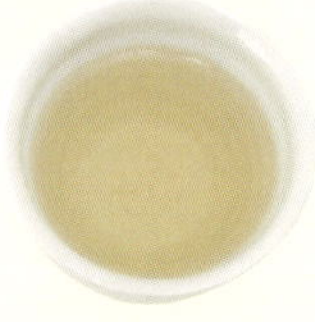

澄んだ黄色。
香りが高く、
スッキリさわやかな味わい。

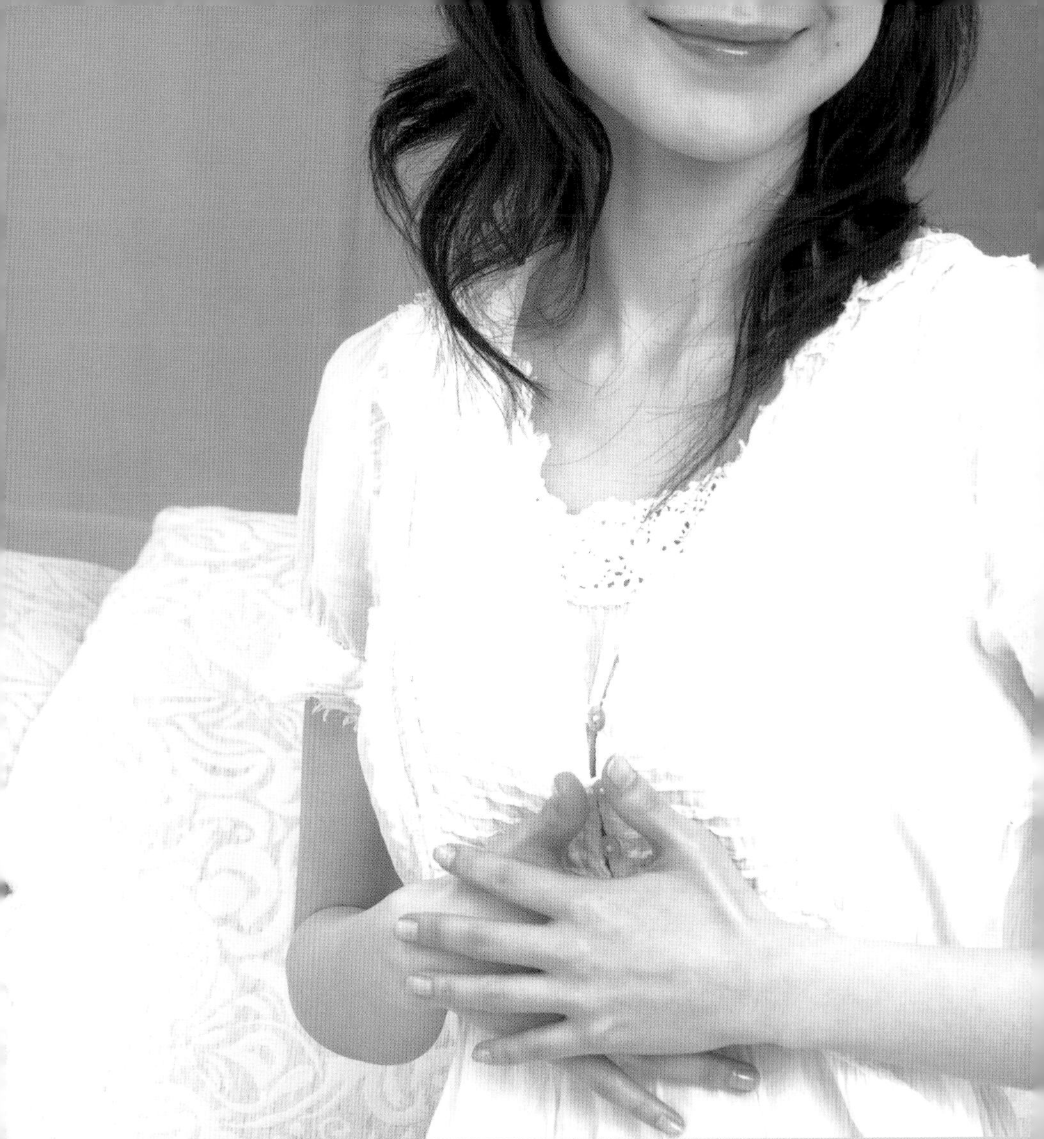

07 体質改善編

投薬に頼らず、体質を変えたい…。
そんな声をよく聞きます。
足ツボマッサージは体質改善も可能なのです。

冷え性 ・ アレルギー（アトピー） ・ アレルギー（花粉症）
血圧異常（低血圧、高血圧） ・ 免疫力アップ

冷え性

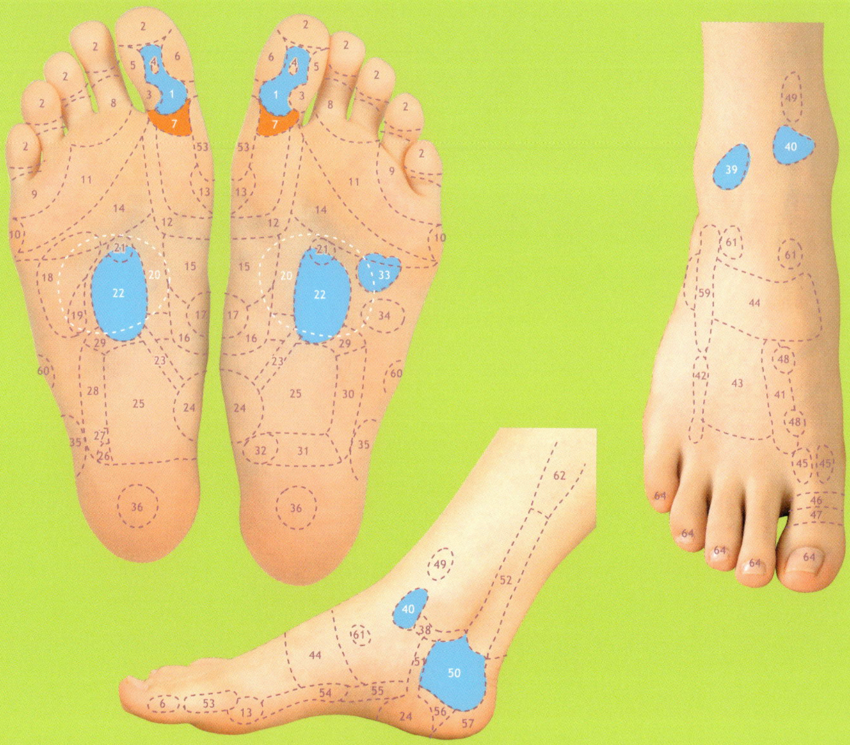

1 大脳　7 頸椎　22 腎臓　33 心臓
39 上身リンパ　40 下身リンパ　50 子宮

寒い秋冬はもちろん、夏の間のきつい冷房などによって、1年中冷えに悩んでいる方も多いのではないでしょうか。冷えは、手足の末端まで血液が勢いよく流れず、血行が悪くなって起こるといわれ、その原因として、水分代謝が悪いとき、冷たいものを飲みすぎたとき、低血圧、貧血、血液がドロドロの状態などが考えられます。

まず予防として普段から靴下を履き、足を冷やさない工夫をしましょう。ただし、靴下を履いて寝るのは禁物です。寝ている間は寝汗をたくさんかくので、靴下の中で汗が冷えることがあります。布団に入る寸前に脱ぎ、朝起きたらすぐに履く習慣をつけましょう。

また、1〜2時間に1回程度、足首を回したり、上下に動かす運動も効果的。靴下を脱いで、素足で指先を動かせば、しもやけの予防にもなります。たったこれだけで血液の巡りがよくなり、足がポカポカしてきます。

1 大脳

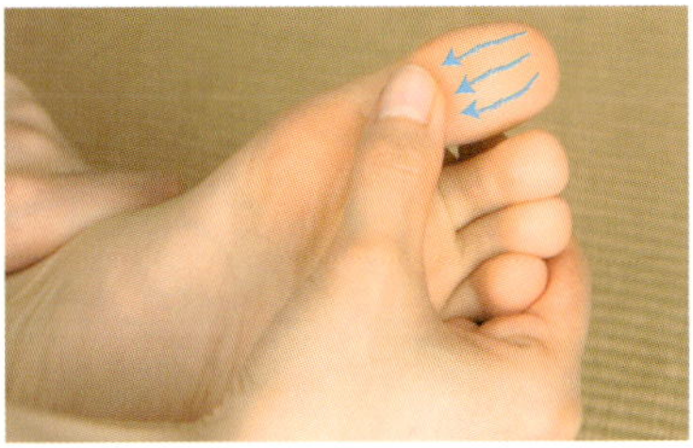

手は「フー」の形。
親指の腹の部分を上から下へ押しすべらせて、マッサージしてください。

22 腎臓

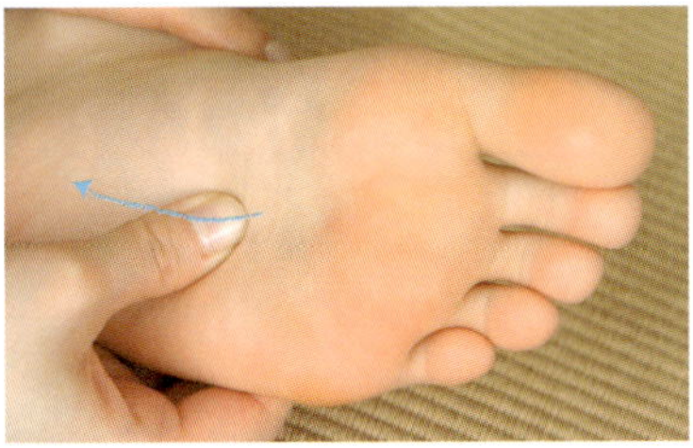

手は「フー」の形。
足裏のちょうど真ん中あたりに、ツボがあります。指の腹を使って、かかとのほうへ流すようなイメージで押しましょう。

39 上身リンパ 40 下身リンパ

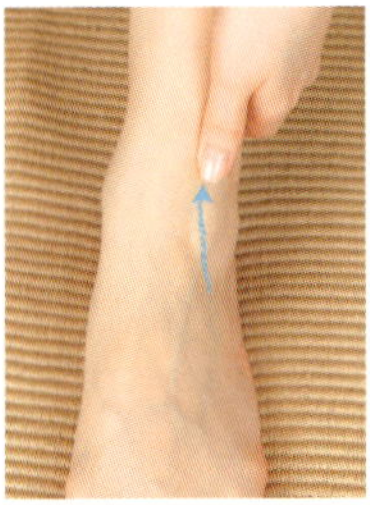

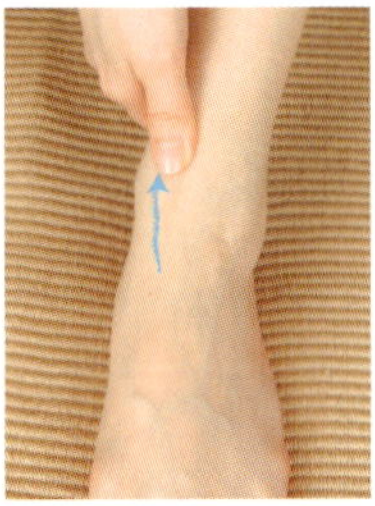

手は「フー」の形。
外側くるぶしの横の部分が上身リンパのツボ、親指の延長線上のところが下身リンパのツボ。それぞれ下から上へ押しすべらせてください。ツボに入りづらいので、少し強めに押すのがコツです。

7 頚椎

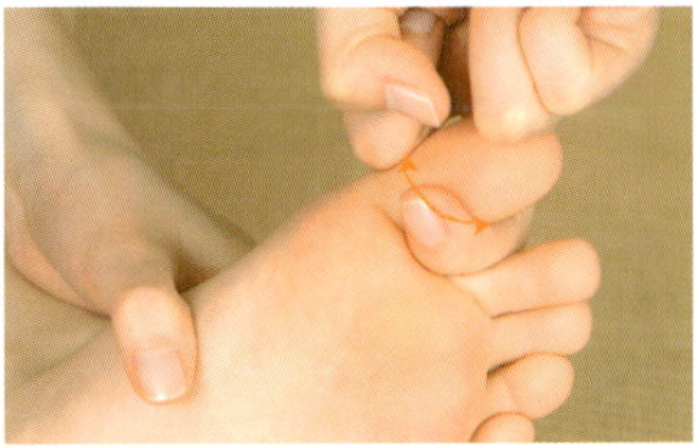

手は「ツァー」の形。
親指の付け根の部分を、ひとさし指と中指ではさみ、手首を左右にまわすようにします。痛みを感じやすい場所ではありますが、何度も繰り返し行ってください。

33 心臓

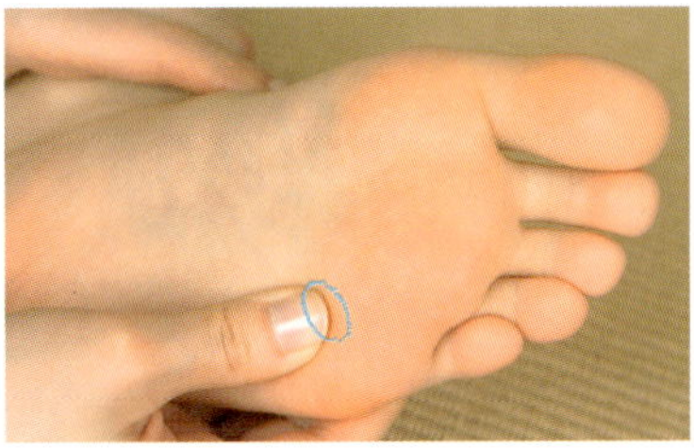

手は「フー」の形。
心臓のツボは、左足のみにあります。親指をやや立てるようにして、グリグリと押しましょう。

50 子宮

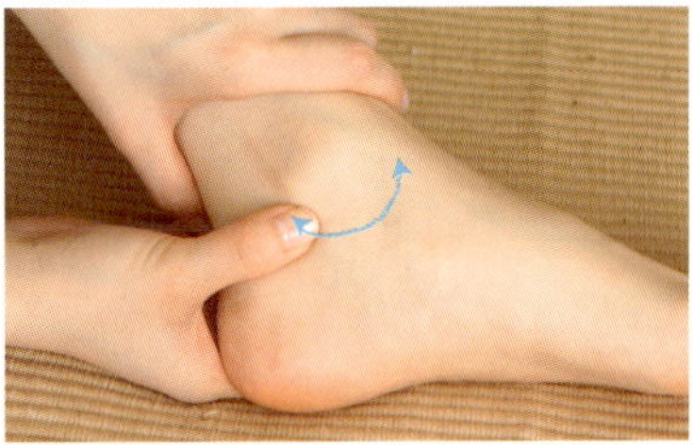

手は「フー」の形。
内側のくるぶしの周りの下半分が子宮のツボ。半円を描くように、何度も往復させましょう。

アレルギー（アトピー）

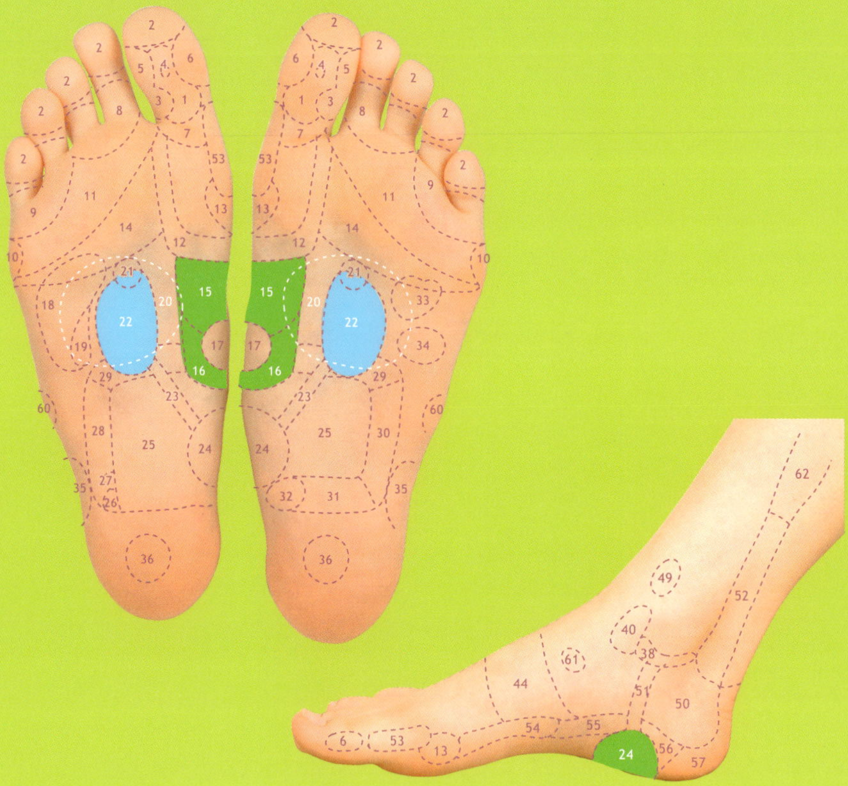

15 胃　16 十二指腸　22 腎臓　24 膀胱

子供から大人まで、多くの人が悩まされているアトピー。アトピーという言葉は、「奇妙な」「とらえどころのない」という意味のギリシャ語で、特徴的な症状で判断しやすいにもかかわらず、劇的に効果のある治療法はまだ見つかっていません。

原因は、ストレス・過労・食生活・環境汚染・ダニ・カビ・ハウスダストなどが考えられますが、いくつもの原因が重なっていることが多く、長い間症状が改善されないままでは、ストレスにもなってしまいます。

まず、自分に合うお水の水質（軟水・硬水・中硬水）を探してみましょう。合うお水に出会うと、3カ月くらいで改善され始める方もいらっしゃるようです。

15胃

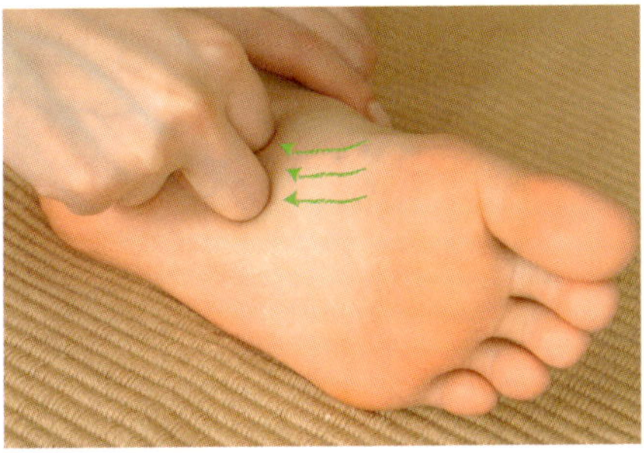

手は「グー」の形。
くぼみの部分を、グーの第２関節の部分を使って、しっかり力を入れて押しましょう。プチプチ・ゴロゴロを感じるときは、痛すぎない程度に違和感がなくなるまで、何日も続けて行いましょう。

16十二指腸

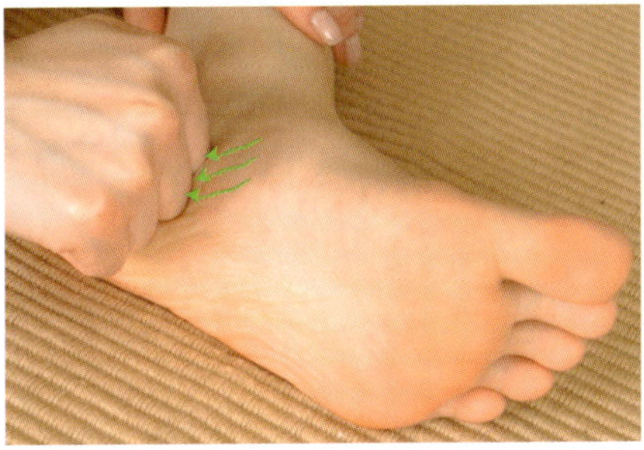

手は「グー」の形。
土踏まずの下のほうから内側にかけての部分。第２関節を使って、グリッと押しましょう。十二指腸は、胃の次に食べ物を受け止めるところで、さまざまな消化ホルモンを分泌する役割をしています。

22腎臓

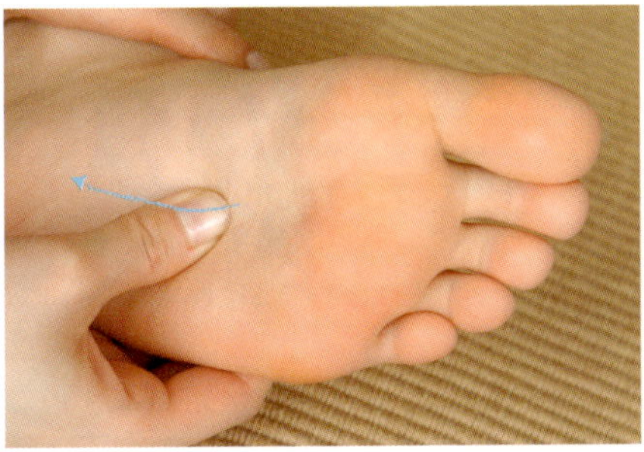

手は「フー」の形。
足裏のちょうど真ん中あたりに、ツボがあります。指の腹を使って、かかとのほうへ流すようなイメージで押しましょう。

24膀胱

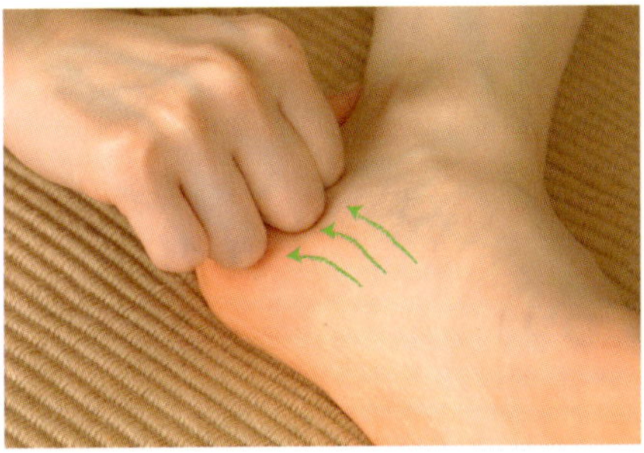

手は「グー」の形。
内側のかかとの前のくぼみが膀胱のツボ。膀胱の状態がよくない方は、プクッと膨れていることもあります。第２関節の部分を使って、かかとのほうへ向かってグリグリと流しましょう。

アレルギー（花粉症）

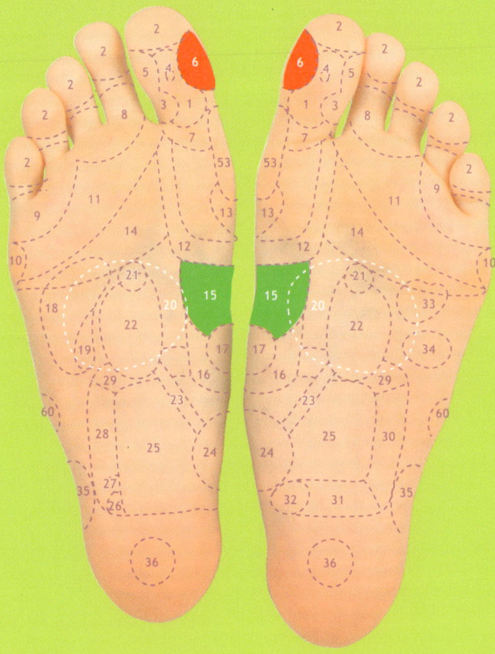

6 鼻　15 胃

現在、日本の花粉症人口は20%程度と言われていますが、実際に周りを見渡してみると、10人に3人くらいは花粉症なのでは？！　と思うくらい、あちらこちらで花粉症の方を見かけます。

花粉症は、約60種類もの植物の花粉が原因と考えられ、鼻水・鼻づまり・くしゃみのほか、目の充血やかゆみ、発熱などを引き起こします。

最も有名なのは、春のスギやヒノキですが、1年中さまざまな花粉が飛んでいるので、年中悩まされている方も多くなってきています。

長年花粉症とお付き合いしている方はラクに、まだ花粉症歴が浅い方であれば改善も可能です。胃に刺激の少ない温かい飲み物、できれば白湯をたくさん飲むように心がけましょう。

6 鼻

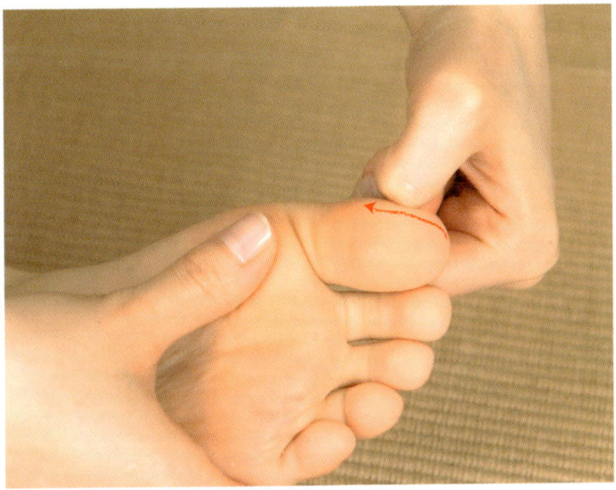

手は「ツー」の形。
親指の腹の外側を上から下に向けて押します。滑りやすく、ツボに入りづらい部分ですが、指の関節を利用して、しっかりツボを刺激しましょう。

15 胃

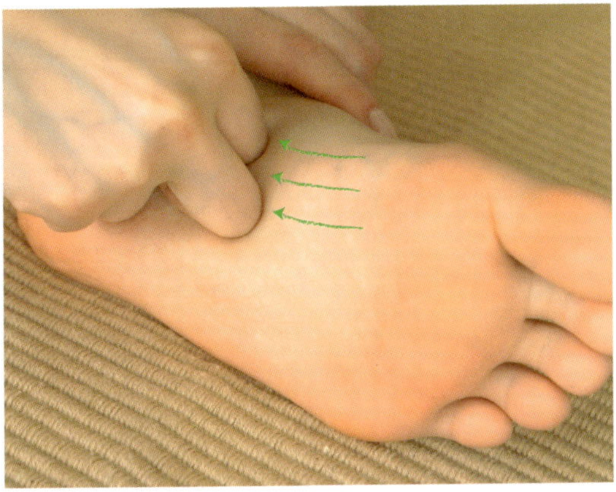

手は「グー」の形。
土踏まずのアーチになっている部分を、グーの第2関節の部分を使って、しっかり力を入れて押しましょう。胃のツボは、自己免疫力をアップする効果があります。プチプチ・ゴロゴロと感じるときは、痛すぎない程度に違和感がなくなるまで、何日も続けて行いましょう。

血圧異常（低血圧・高血圧）

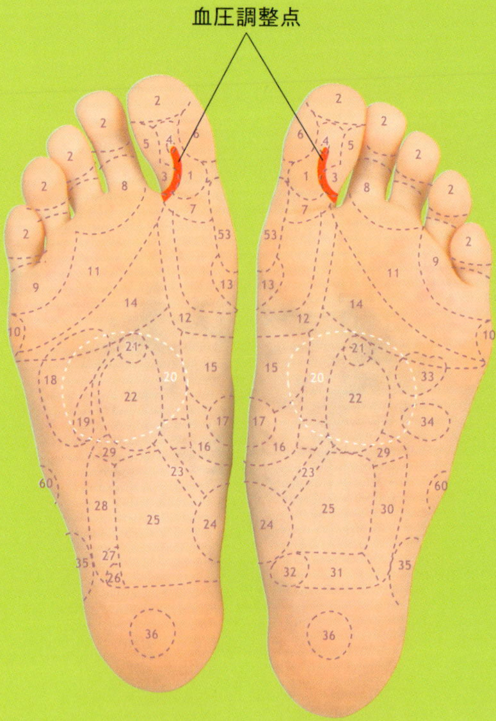

血圧調整点

血圧調整点のツボは、最近新たに見つかった最新のツボです。

血圧は、低すぎても、高すぎてもよくありません。低血圧は、血液を送り出すポンプの力が弱いために、手足の末端まで血液が十分に届かず、冷えにつながるといわれています。一方高血圧は、心臓の収縮によって送り出される血液の量が多い場合や、細動脈の筋肉が収縮し、血液がスムーズに流れなくなったときに血圧があがり、放置すると脳卒中などの原因になることがあります。

特に、高血圧の方は注意が必要です。理想的な血圧を保つためには、適度な運動、お酒の飲みすぎを控える、禁煙、塩分を控えた食事など、耳の痛い話ばかりですが、危険な病に結びつくこともありますので、気をつけて制限してみてください。

血圧調整点

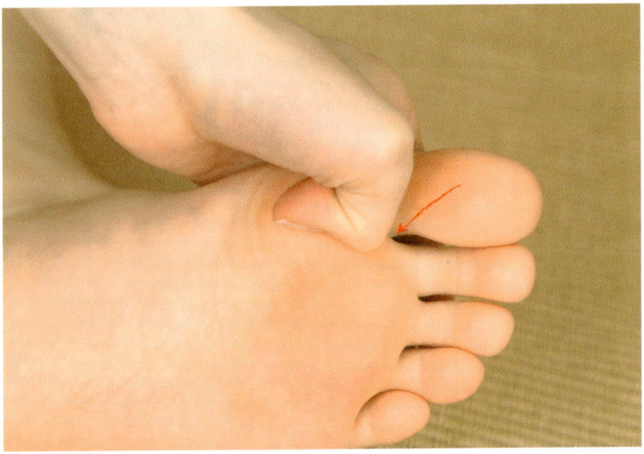

 手は「ツー」の形。
親指の腹の中央からひとさし指側に向かって、上から下に向けて斜めに押します。ツボに入りづらい部分ですが、指の関節を利用して、ゆっくりていねいに押しましょう。

さらにワンポイント

高血圧の原因とひとつに、「ストレス」があるといわれ、緊張したり、イライラしたりすると血圧は上昇します。そんなときは、ゆっくり大きく深呼吸をするようにしましょう。深呼吸は、最も簡単な血圧を低下させる方法です。
そして、高血圧が続く場合、無理をせずに病院で医師の診察を受けるようにしましょう。

免疫力アップ

14 肺・気管支　15 胃　17 すい臓　33 心臓　34 脾臓

同じ病気にならないことを、免疫といいます。
どんな病気にもならないようにする、予防になるツボです。

14 肺・気管支

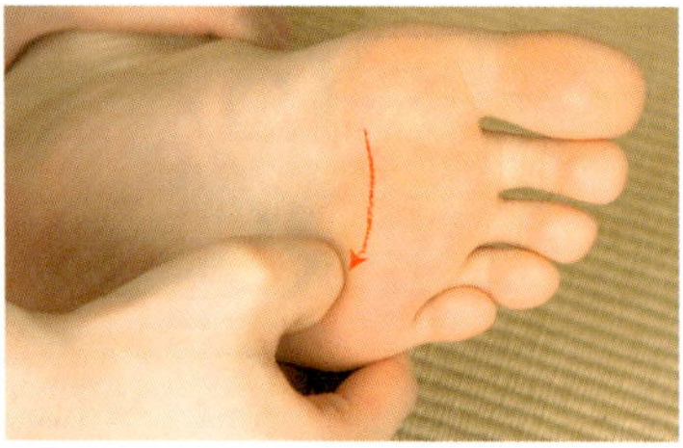

手は「ツー」の形。
内側から外側へ向かって、押しすべらせます。少し足裏を反るような形にすると、ツボによく入ります。

15 胃

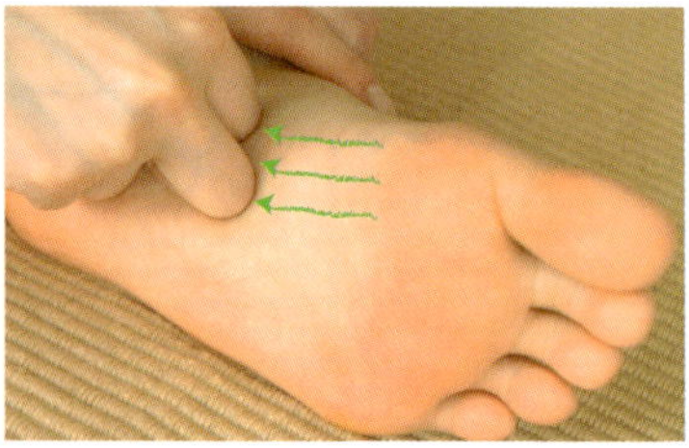

手は「グー」の形。
くぼみの部分を、グーの第２関節の部分を使って、しっかり力を入れて押しましょう。プチプチ・ゴロゴロを感じるときは、痛すぎない程度に違和感がなくなるまで、何日も続けて行いましょう。

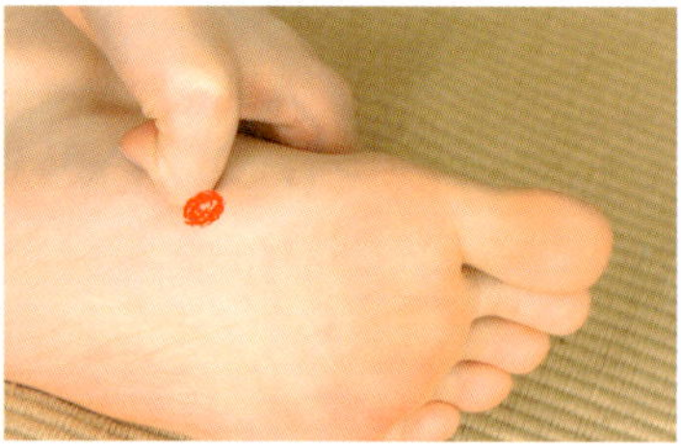

17 すい臓

手は「ツー」の形。
ツボの位置をしっかり確かめ、しっかり押しましょう。すい臓は、胃の後ろの脊椎との間にあり、全身のブドウ糖の促進をさせるインスリンの分泌をすることで知られています。

33 心臓

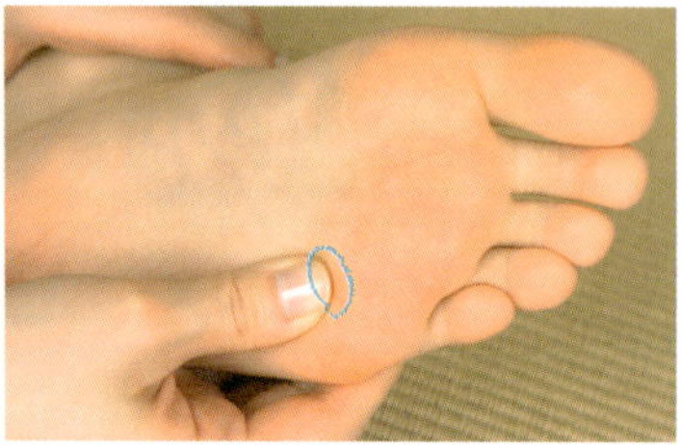

手は「フー」の形。
心臓のツボは、左足のみにあります。親指をやや立てるようにして、グリグリと押しましょう。

34 脾臓

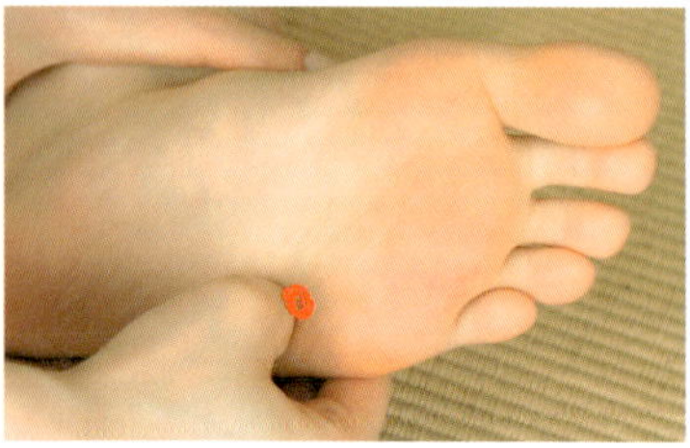

手は「ツー」の形。
脾臓のツボは、左のみにあります。小さいツボですので、関節の先をうまく使い、しっかりツボに入れましょう。脾臓は体の左側、胃の後ろにあり、大きさは握りこぶしより少し小さい程度。血液をろ過する役割をしています。

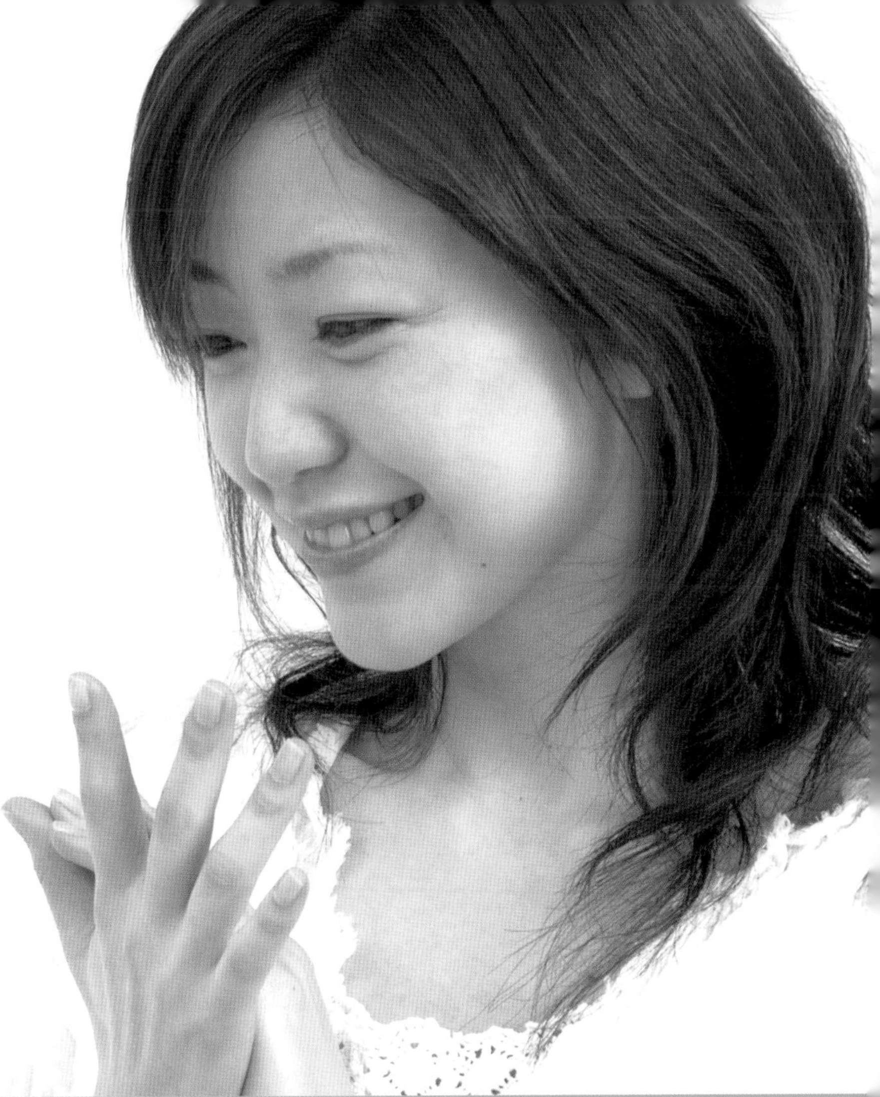

08 美容編

美容のトラブルはいつも急。
ここぞというときに限ってむくんだり、目にクマができたり…。
いつでもキレイでいたい。そんなあなたを応援するツボです。

顔のむくみ ・ 美肌 ・ 肌荒れ ・ バストアップ
恋に効くツボ ・ しみ、しわ ・ 目のクマ
足のむくみ ・ 美脚術

顔のむくみ

1 大脳　22 腎臓　24 膀胱　リンパ（指間）

朝、自分の顔を鏡で見てビックリした経験はありませんか？
トイレを我慢したり、水分が足りないのも、むくみの原因となります。
むくみのツボにリンパのツボをプラスすれば、小顔効果も期待できます。

1 大脳

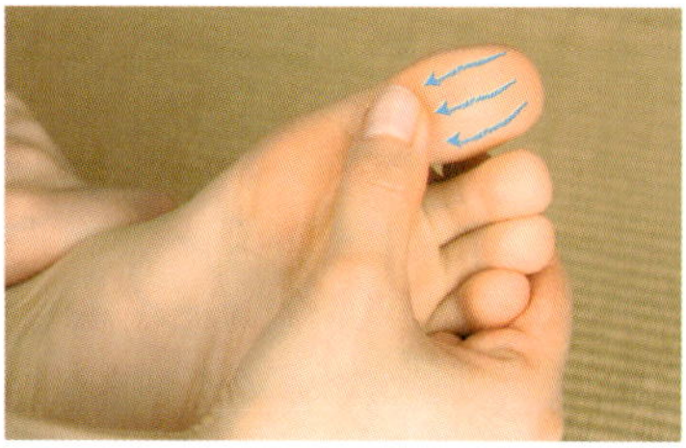

 手は「フー」の形。
親指の腹の部分を上から下へ押しすべらせて、マッサージしてください。

22 腎臓

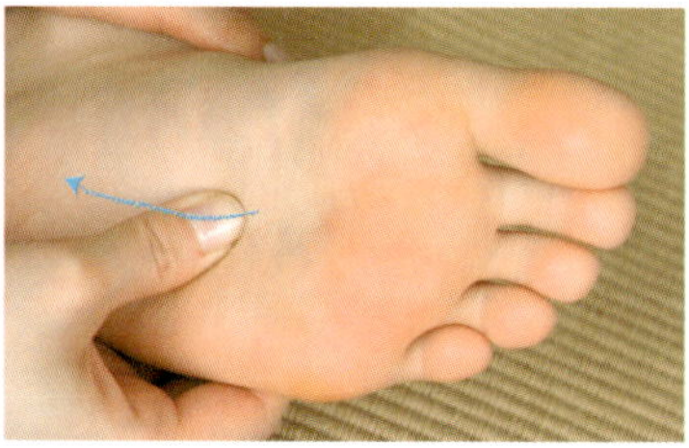

 手は「フー」の形。
足裏のちょうど真ん中あたりに、ツボがあります。指の腹を使って、かかとのほうへ流すようなイメージで押しましょう。腎臓は肋骨で覆われた部分にあり、老廃物をろ過し、尿として排泄する働きをしています。

24 膀胱

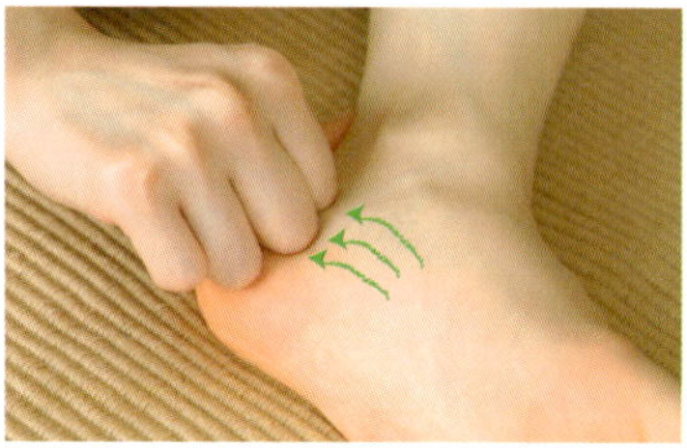

 手は「グー」の形。
内側のかかとの前のくぼみが膀胱のツボ。膀胱の状態が良くない方は、プクッと膨れていることもあります。第2関節の部分を使って、かかとのほうへ向かってグリグリと流しましょう。

リンパ（指間）

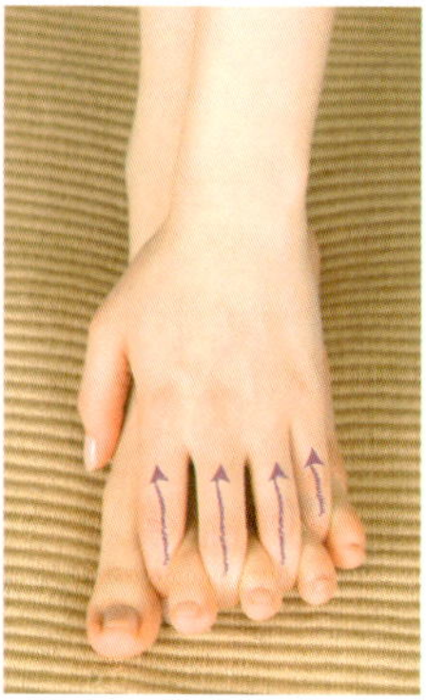

各指の間には、リンパのツボがあります。足指の間に手の指を入れ、少し強引なくらい強めに、指の股の部分を押し、指の間をマッサージしましょう。

美肌

16 十二指腸　21 副腎　25 小腸　39.40 上身リンパ・下身リンパ

みずみずしく、ツヤツヤした美肌は女性の憧れ。
ポイントは女性ホルモンの活動を活発にすること。
ツボを押して恋をすれば無敵の美肌です！

16 十二指腸

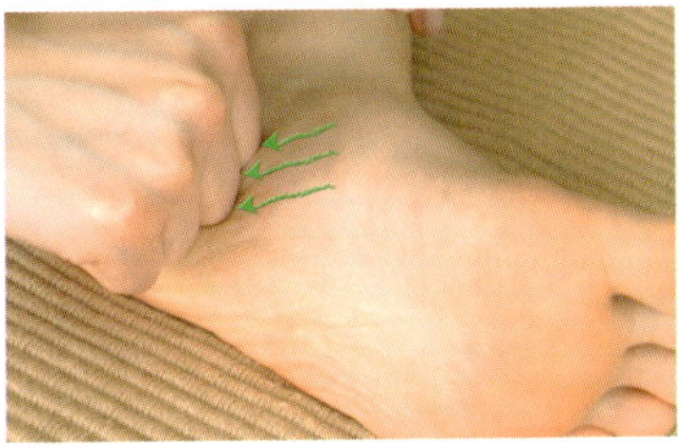

手は「グー」の形。
土踏まずの下のほうから内側にかけての部分。第2関節を使って、グリッと押しましょう。
十二指腸は、胃の次に食べ物を受け止めるところで、さまざまな消化ホルモンを分泌する役割をしています。

21 副腎

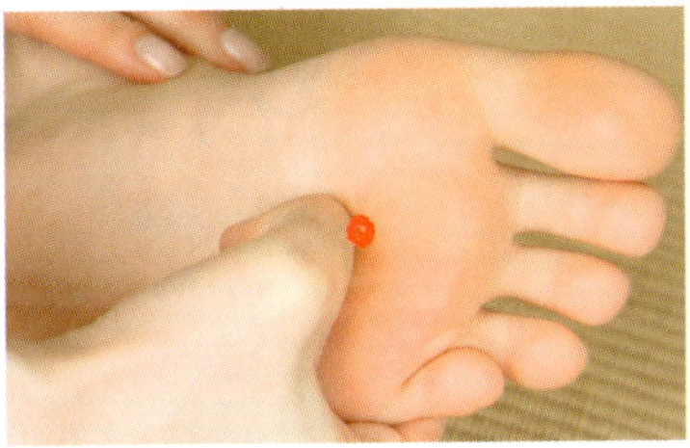

手は「ツー」の形。
小さいツボなので、しっかり届くよう、丁寧に押しましょう。
副腎は、肋骨に覆われている腎臓の上にあり、ホルモンやアドレナリンを作り出す役割をしています。

25 小腸

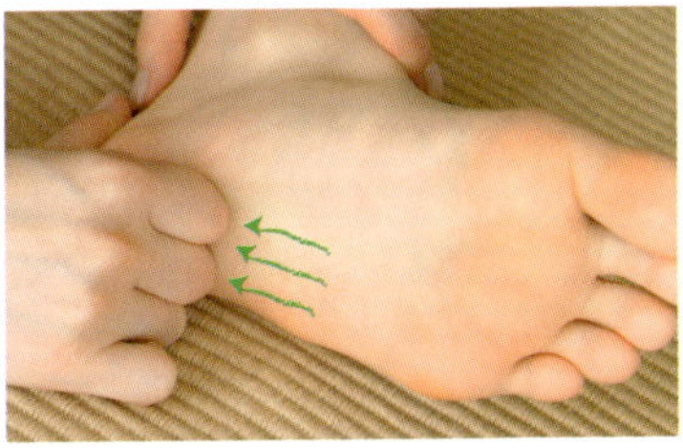

手は「グー」の形。
ゾーンの広いツボです。第2関節を使って、かかとの方向へ向かってグーっと押しましょう。
小腸は胃で粉々になった食べ物が運ばれてくるところ。栄養や水分の大半を、消化・吸収しています。

39 上身リンパ　40 下身リンパ

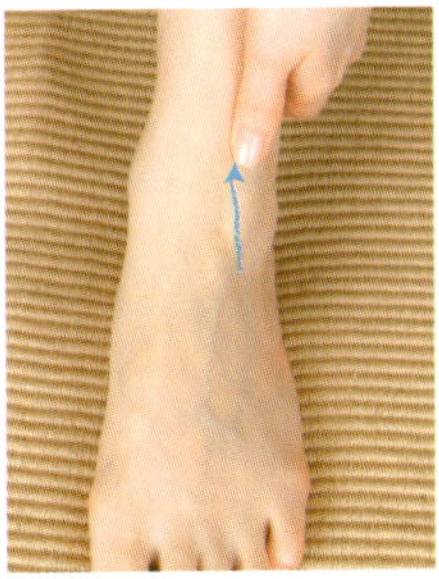

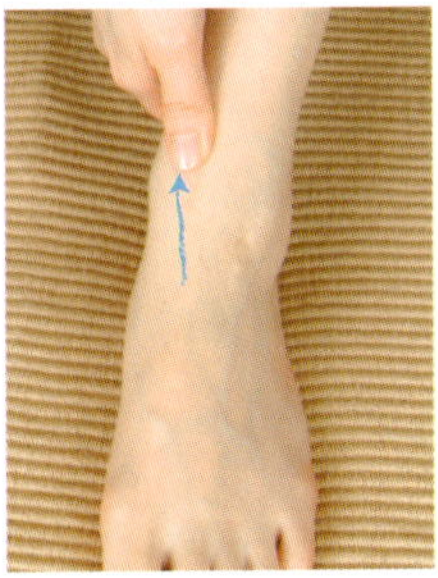

手は「フー」の形。
外側のくるぶしの横が上身リンパ、親指の延長線上のところが下身リンパのツボ。下から上へ向かって押しすべらせてください。ツボに入りづらいので、少し強めに押すのがコツです。

肌荒れ

1 大脳　16 十二指腸　21 副腎　25 小腸

肌荒れは女性の大敵！　生理前後、ホコリやストレスなど、
様々な原因で肌荒れを引き起こします。
まずは内臓をキレイにすることを心がけましょう。

1 大脳

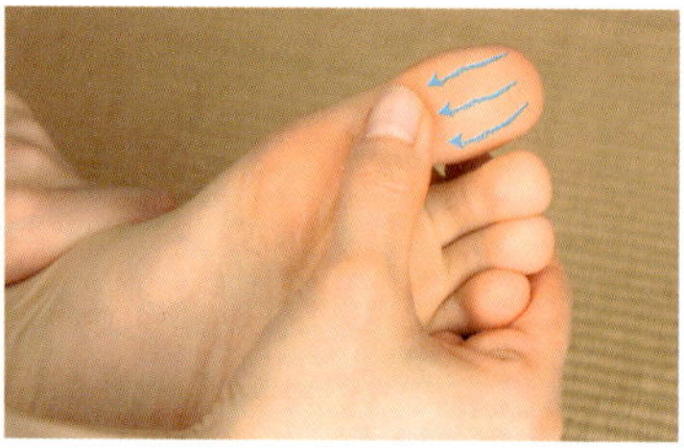

手は「フー」の形。
親指の腹の部分を上から下へ押しすべらせて、マッサージしてください。

16 十二指腸

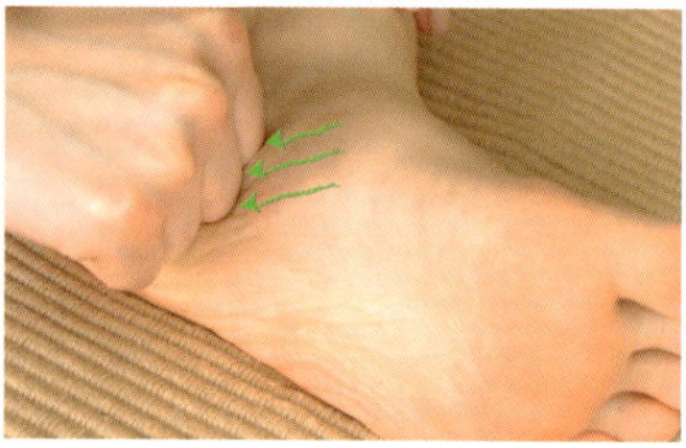

手は「グー」の形。
土踏まずの下の方から内側にかけての部分。第2関節を使って、グリッと押しましょう。
十二指腸は、胃の次に食べ物を受け止めるところで、さまざまな消化ホルモンを分泌する役割をしています。

21 副腎

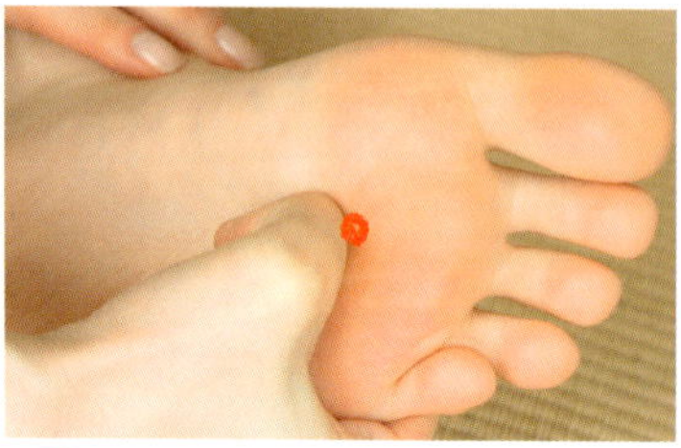

手は「ツー」の形。
小さいツボなので、しっかり届くよう、丁寧に押しましょう。
副腎は、肋骨に覆われている腎臓の上にあり、ホルモンやアドレナリンを作り出す役割をしています。

25 小腸

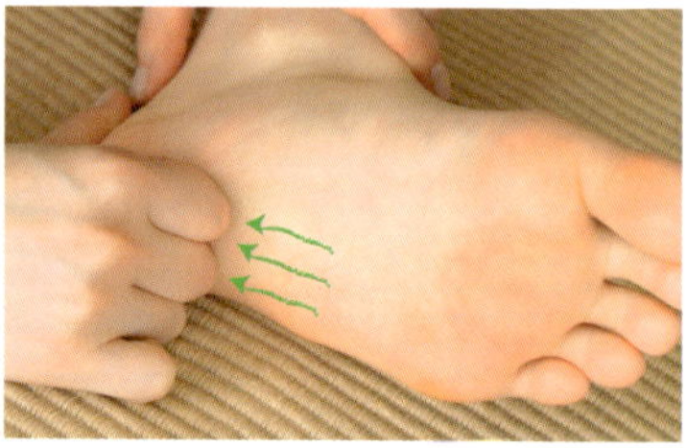

手は「グー」の形。
ゾーンの広いツボです。第2関節を使って、かかとの方向へ向かってグッーっと押しましょう。
小腸は胃で粉々になった食べ物が運ばれてくるところ。栄養や水分の大半を、消化・吸収しています。

バストアップ

39.40 上身リンパ・下身リンパ　41 胸部リンパ腺　43 胸部

美しいバストとは、上向きでハリのあるバストのこと。加齢とともに下垂してきがちですが、服をキレイに着こなすためにも、バストアップを目指してツボりましょう！姿勢が悪いと下垂しやすくなります。胸を張って歩くことも忘れずに！

39 上身リンパ　40 下身リンパ

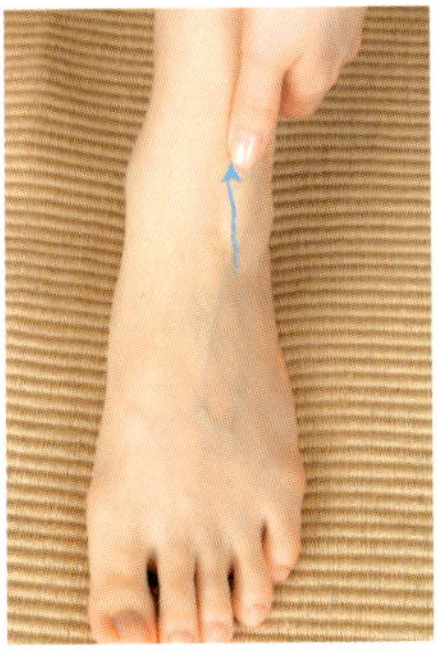

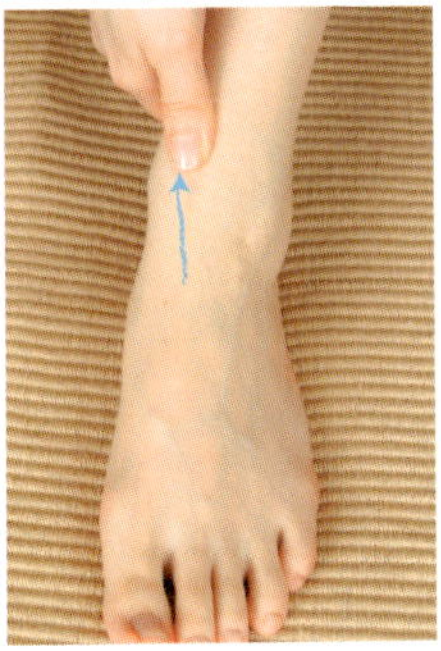

手は「フー」の形。
外側のくるぶしの横が上身リンパ、親指の延長線上のところが下身リンパのツボ。下から上へ向かって押しすべらせてください。ツボに入りづらいので、少し強めに押すのがコツです。

41 胸部リンパ腺

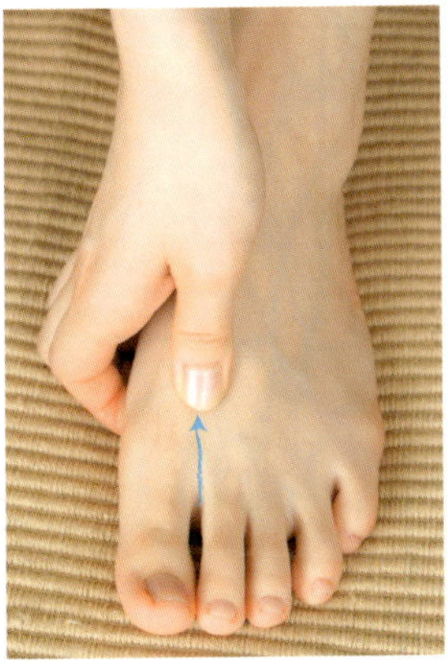

手は「フー」の形。
ひとさし指と親指の間の部分からまっすぐ3cmくらいの部分が胸部リンパのツボです。親指を少し立てて押しすべらせ、しっかりツボに入れましょう。

43 胸部

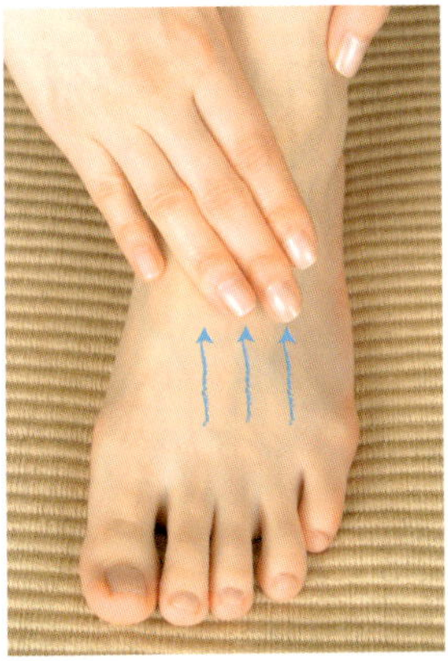

手は「フー」の形。
横に広いツボです。細い骨がある部分ですので、一遍に押さず、骨と骨の間を押すように丁寧にマッサージしましょう。

恋に効くツボ

21 副腎

失恋したり、恋に悩んだら、迷わずココを押してください。
女性ホルモンが安定します。
痛い！　と思ったら離し、10回くらいが目安です。

21 副腎

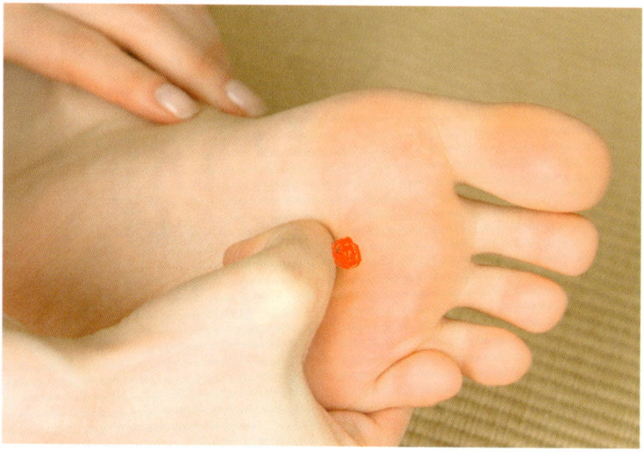

手は「ツー」の形。
小さいツボなので、しっかり届くよう、丁寧に押しましょう。
副腎は、肋骨に覆われている腎臓の上にあり、ホルモンやアドレナリンを作り出す役割をしています。

Column.

アメリカの学者のお話ですが、Kissをすると、唇を刺激するホルモンに似た物質が出るので、長生きするという研究結果が出ているそうです。恋をして長生きできるなんて、一石二鳥ですよね。ちなみに、Deep Kissは小顔に効果的だそうですよ!
以前、失恋でこころも身体もボロボロになってしまったOLさんが、私のサロンに通ってくださったことがあります。何度か施術をするうちにどんどん元気になり、サロンは卒業されたのですが、その後すぐに電撃的な出会いがあり、ご結婚されました。その方から、「Mattyさんの施術で人生まで変わりました!」とおっしゃっていただき、私も施術に自信がもてた瞬間でもありました。

しみ・しわ

全部のツメ

スキンケアの悩みの定番といえば、しみ・しわ。保湿効果のあるクリームや日焼け止めなどを塗って、外部からのケアは十分にされているかと思いますが、内部からのケアはしていますか？　水分はたっぷりとっていますか？　外部ケアの前に体内から。湯冷ましをたっぷり飲んで、ツボを押して、しみ・しわとお別れしましょう。

全部のツメ

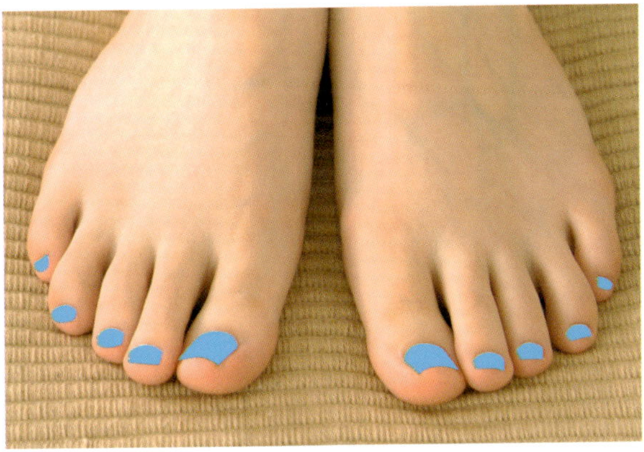

手は「フー」の形。

指の腹を使って、ていねいに、ゆっくり押してください。普段、あまり触らないところに触れると、ホルモンに似た物質が出るといわれています。全部のツメをあまり強く押さず、さするようにマッサージしてください。ツメ磨きをしても効果があります。また、このツボは手も同じです。電車に乗っている間や会議中など、ちょっとした時間を利用してマッサージしましょう!

Column.

●紫外線の種類

A 波（UVA）・・・窓ガラスも通り室内や車内、すべて地上に届くレジャー紫外線。
これがシワの原因のひとつ。

B 波（UVB）・・・オゾン層で吸収され、1 部だけが地上に届く生活紫外線。
これがシミの原因となるひとつです。

C 波・・・オゾン層で吸収され届きません。

●日焼け止めに書いてある PA と SPF の意味

PA とは3段階あり十の数が多いほど UVA 防止効果が高くなり、SPF とはサンケア指数で UVB の防止効果を表す数値です。外出時間、場所等で、目的に合った日焼け止めを選び、しみ・しわの予防に努めましょう。

目のクマ

1 大脳　33 心臓

目の下の皮膚は大変薄いこともあり、寝不足や体調不良が出やすい場所です。目元が生き生きしてくると、表情まで明るくなり、ハツラツとした雰囲気になります。クマを解消するツボはズバリ「心臓」のツボ。心臓のポンプの働きが活発になると、効果が早くでます。ぜひ試してください！

1 大脳

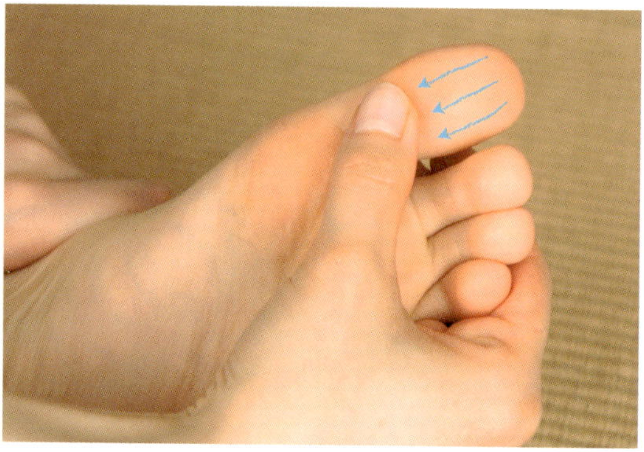

手は「フー」の形。
親指の腹の部分を上から下へ押しすべらせて、マッサージしてください。
ツボに入りづらい部分ですが、指の先でしっかりとツボを押してください。

33 心臓

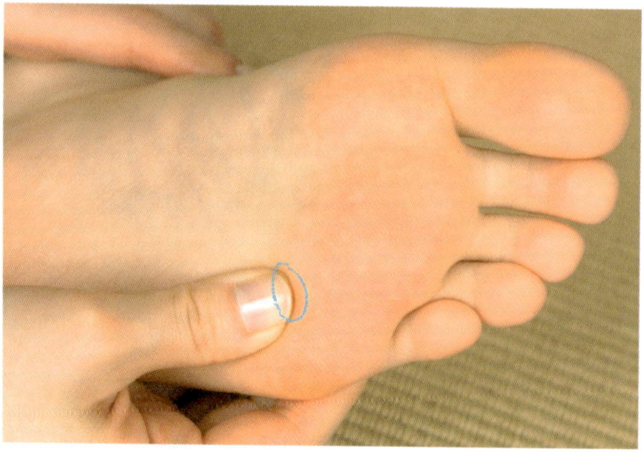

手は「フー」の形。
心臓のツボは、左足のみにあります。親指をやや立てるようにして、グリグリと押しましょう。
心臓は休むことなく、血液を循環させる役割を果たしています。

足のむくみ

22 腎臓　24 膀胱　39.40 リンパ組織　リンパ（指間）

朝履いてきたブーツが、帰りに履けない…。靴下の跡がくっきりついてしまう…。
足のむくみは、水分の代謝の悪さと水分不足が原因。
「膀胱」「腎臓」の働きを活発にして、足のむくみとサヨナラしましょう。
屈伸運動も効果的です！

22 腎臓

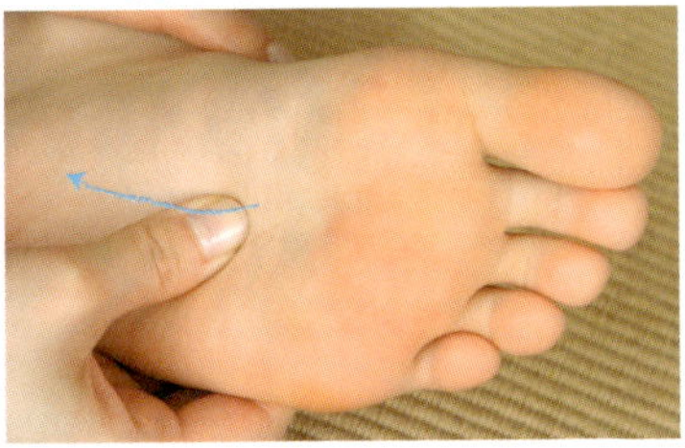

手は「フー」の形。
足裏のちょうど真ん中あたりに、ツボがあります。指の腹を使って、かかとのほうへ流すようなイメージで押しましょう。
腎臓は老廃物をろ過し、尿として排泄する働きをしています。

24 膀胱

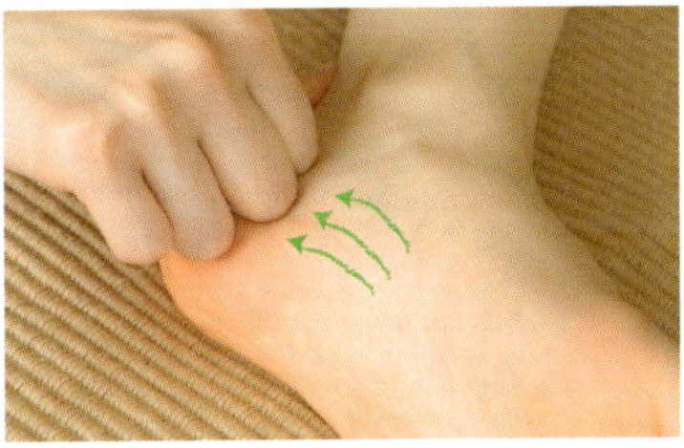

手は「グー」の形。
内側のかかとの前のくぼみが膀胱のツボ。膀胱の状態がよくない方は、プクッと膨れていることもあります。第２関節の部分を使って、かかとのほうへ向かってグリグリと流しましょう。

39 上身リンパ　40 下身リンパ

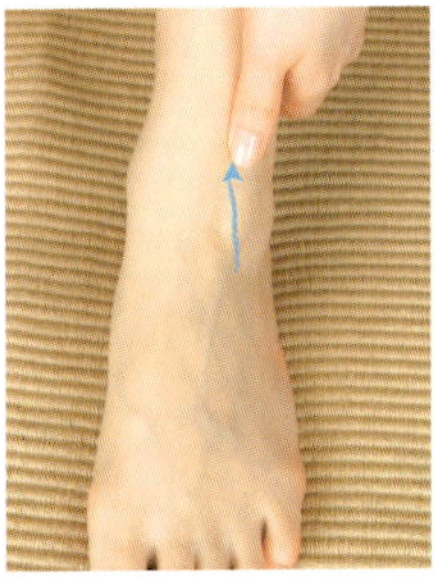

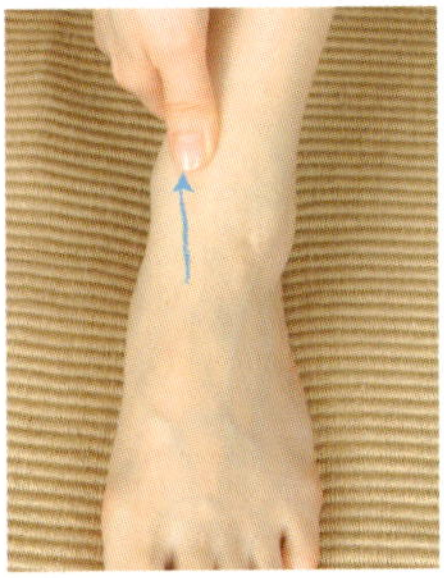

手は「フー」の形。
外側のくるぶしの横が上身リンパ、親指の延長線上のところが下身リンパのツボ。下から上へ向かって押しすべらせてください。ツボに入りづらいので、少し強めに押すのがコツです。

リンパ（指間）

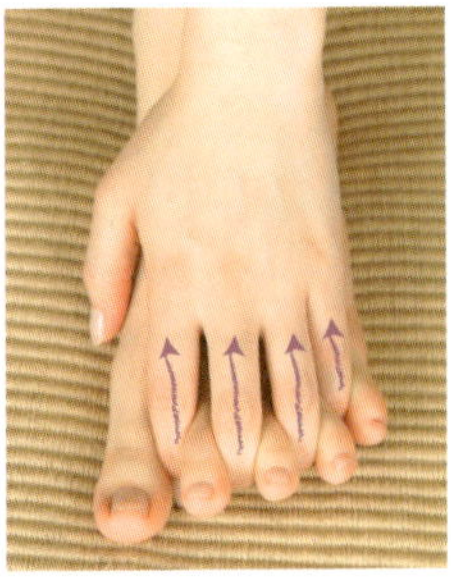

各指の間には、リンパのツボがあります。足指の間に手の指を入れ、少し強引なくらい強めに、指の股の部分を押し、指の間をマッサージしましょう。

美脚術

12 甲状腺　40 下身リンパ　55 腰椎　62 坐骨神経

Matty式の特徴のひとつでもある美脚術。
体質改善だけじゃなく、スラリとしまった美脚も夢じゃないのです。
見た目もキレイな足美人になれば、
生足ファッションを楽しみたくなります。

12 甲状腺

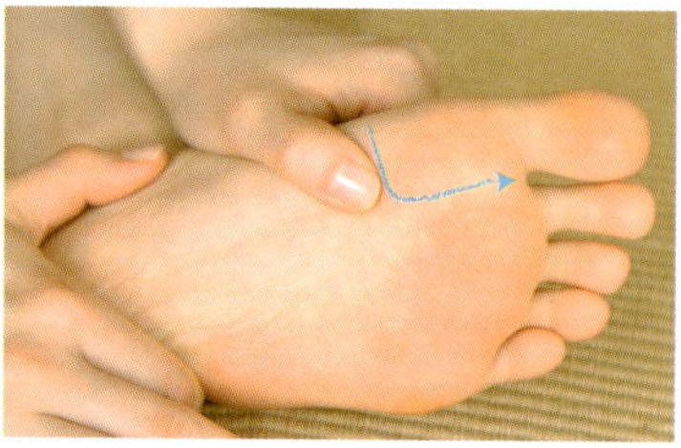

手は「フー」の形。
親指下の腹の部分の周りを囲むように、少し強めにグーッと指を押しすべらせます。甲状腺は全身の新陳代謝を活発にする働きがあります。

40 下身リンパ

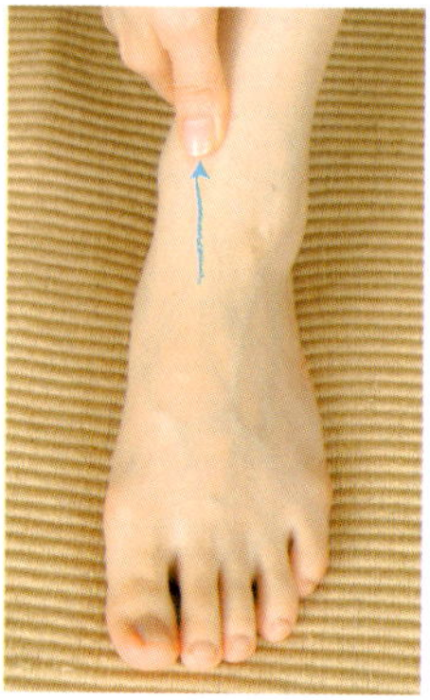

手は「フー」の形。
親指の延長線上のところを、下から上へ押しすべらせてください。ツボに入りづらいので、少し強めに押すのがコツです。

55 腰椎

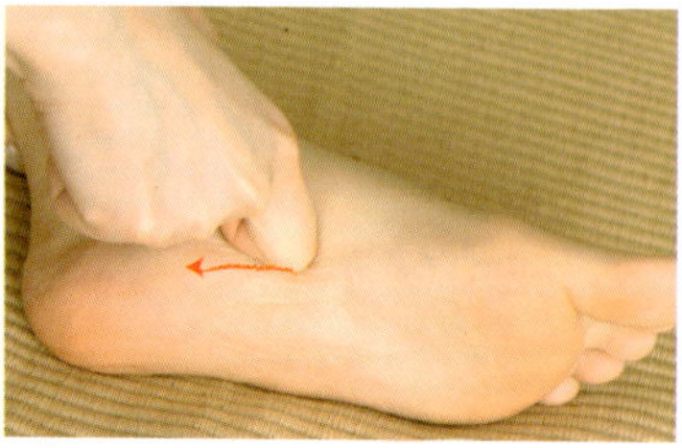

手は「ツー」の形。
内側側面のラインの中央部分に、少しくぼんだところがあります。そこが腰のツボ。腰の調子が良くない方は、大変痛く感じるかと思いますが、頑張ってマッサージしましょう。

62 坐骨神経

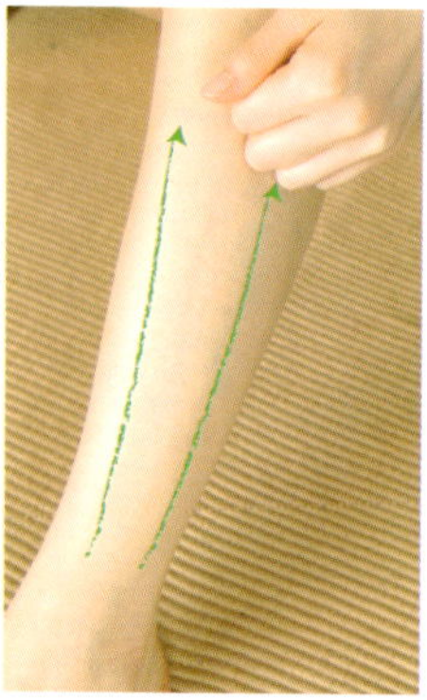

手は「グー」の形。
第1関節から第2関節の部分を使って、足首からひざに向かって、一気に押しすべらせます。内側、外側共に5回ずつ行います。

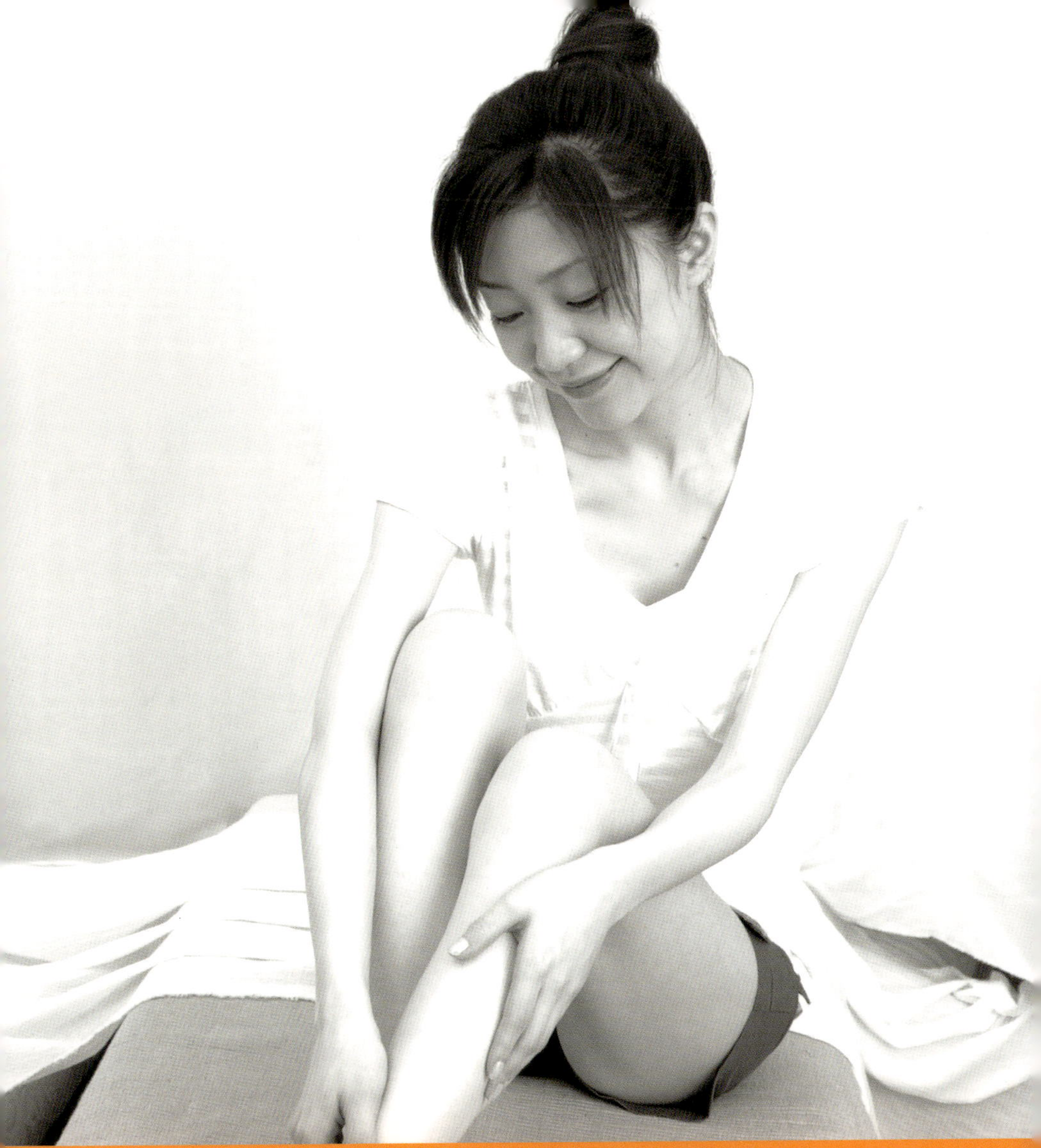

09 ダイエット編

どんなに頑張ってもどんなに努力をしても
なかなか痩せないという経験はありませんか？
内臓をスッキリさせてあげるとワンサイズダウン…なんてことも。

便秘 ・ デトックス ・ ダイエット

便秘

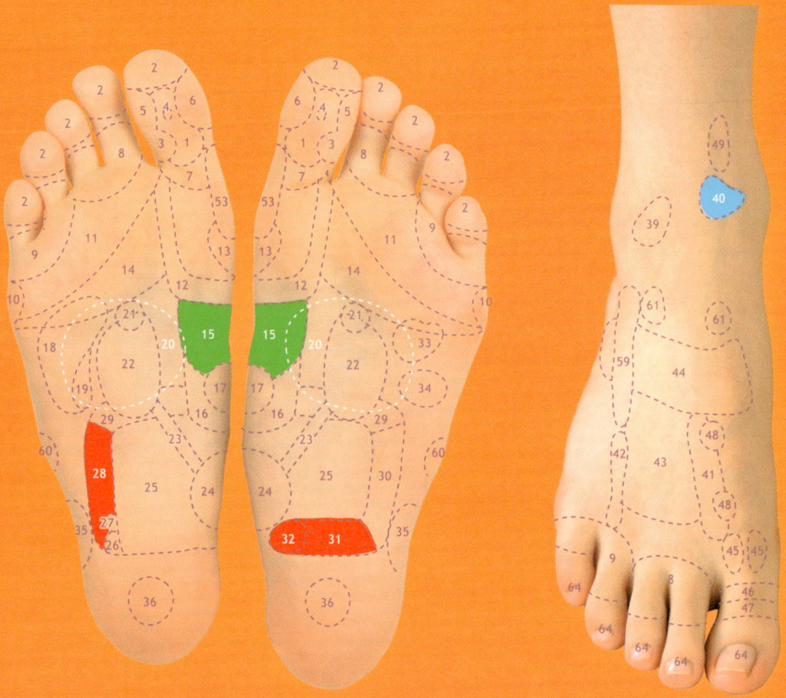

15 胃　28 上行結腸　31 直腸　32 肛門　40 下身リンパ

多くの女性が悩んでいる便秘。お腹の中に便が溜まると、お腹が張って苦しくなり、下腹もポッコリと出てきてしまいます。

理想的な便の量は、1日に1回、バナナ2本分程度の量を排便できるとgood！そのためには、日頃からの心がけが必要となります。

スムーズな排便に欠かせないのは、まず水分です。身体の水分が足らないと、便が硬くなり、便秘につながってしまいますので、温かい飲み物をたっぷり取るようにしましょう。また、お腹を直接マッサージするのも効果があります。「の」の字を書くように、クルクルとさするようにやってみましょう。
これに足ツボをプラスすれば、薬を使わなくてもスルリと排便できます！

15 胃

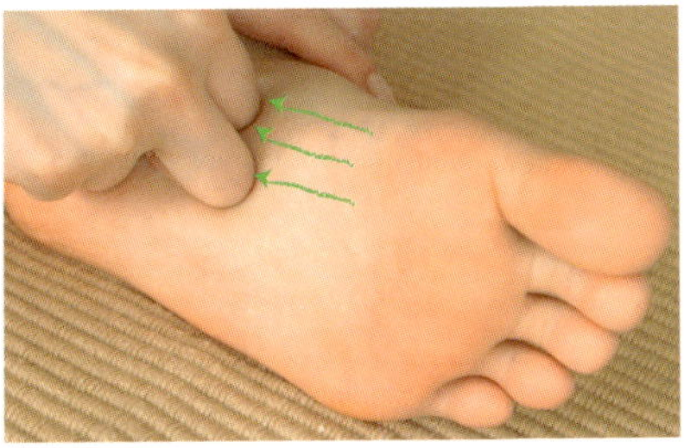

手は「グー」の形。
くぼみの部分を、グーの第2関節の部分を使って、しっかり力を入れて押しましょう。胃のツボは、自己免疫力をアップする効果があります。

28 上行結腸

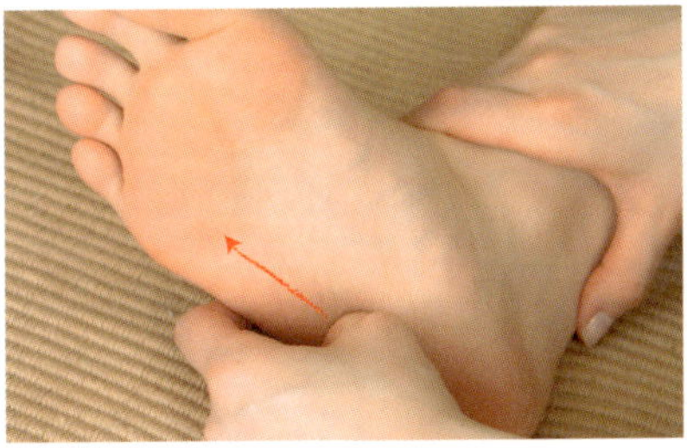

手は「ツー」の形。
このツボは右足だけです。薬指の延長線上にあり、かかとのほうからつま先の方向に向かって、ググッと力を入れてください。
上行結腸は大腸の一部で、消化物の中に残っていた水分を吸収しています。

31 直腸

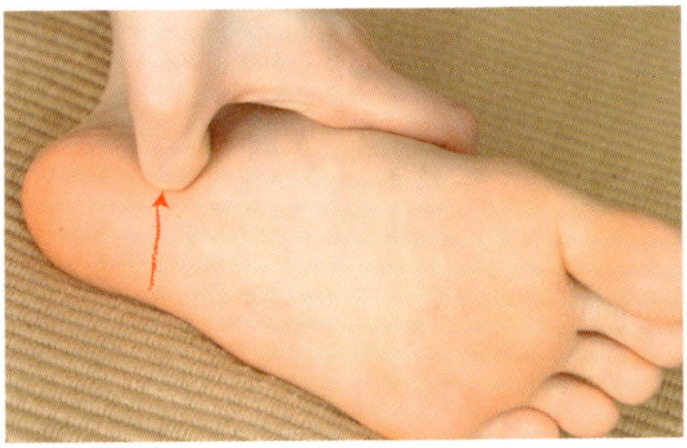

手は「ツー」の形。
直腸のツボは左足のみ。外側から内側に向かって一直線、グッーっと一気にツボりましょう。
直腸は大腸の一番最後の部分で肛門につながっている部分です。

32 肛門

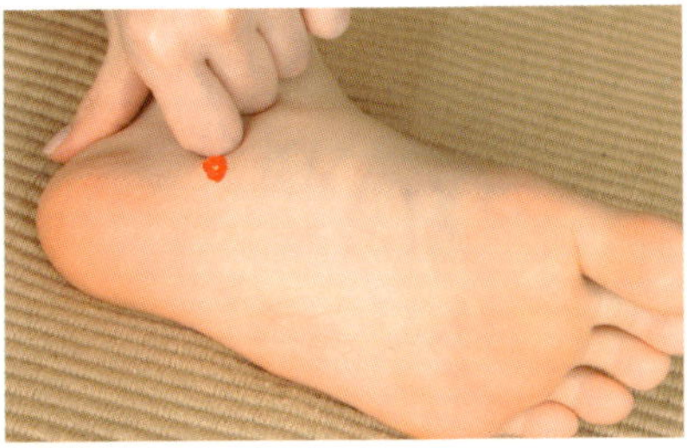

手は「ツー」の形。
肛門のツボは左足のみにあります。直腸のツボの横にあり、小さいツボです。関節を使って、ゆっくりとツボに押し入れましょう。

40 下身リンパ

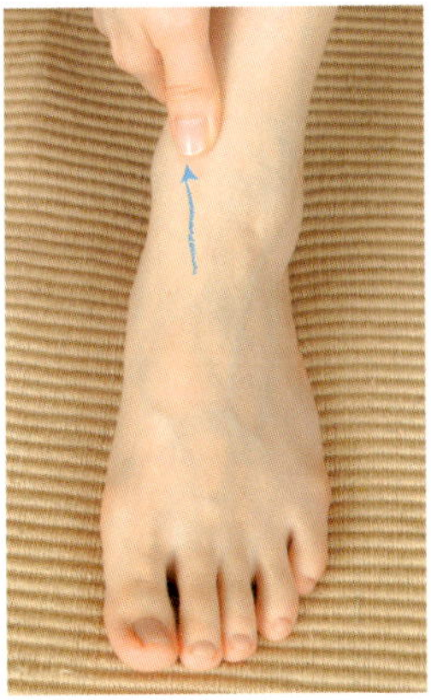

手は「フー」の形。
親指の延長線上のところを、下から上へ押しすべらせてください。ツボに入りづらいので、少し強めに押すのがコツです。

デトックス

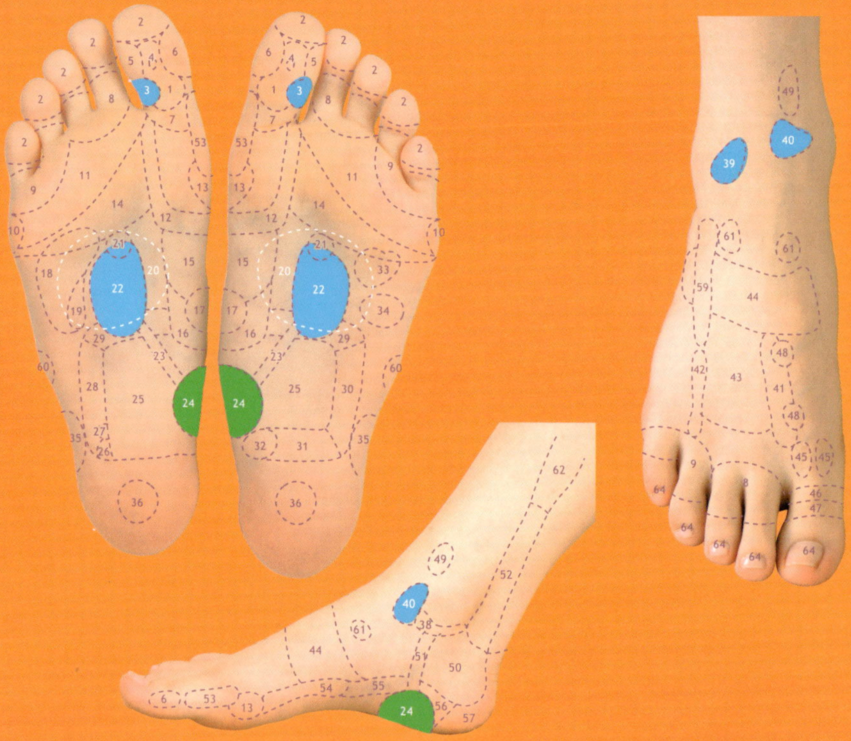

3 小脳　22 腎臓　24 膀胱　39 上身リンパ　40 下身リンパ

デトックスとは、体内に蓄積された毒素を体外に排出することです。毒素を体の中に溜めたままだと、便秘やむくみ、肌の不調のほか、ストレスや疲労感、アレルギーなど、あらゆる不調や病気の原因になるといわれています。またデトックスは、ダイエットへの早道でもあります。これは、一刻も早く排出しなければなりません。

毒素の大半は、便と尿から排出されるので、腎臓、膀胱の働きを促進するツボ、リンパの流れを良くするツボを押してあげます。

また、ゆっくり湯船に浸かってお風呂に入ることでも効果があります。お風呂はシャワーだけで…という方も多いようですが、ゆっくり入浴し、代謝を良くすることも大切です。

3 小脳

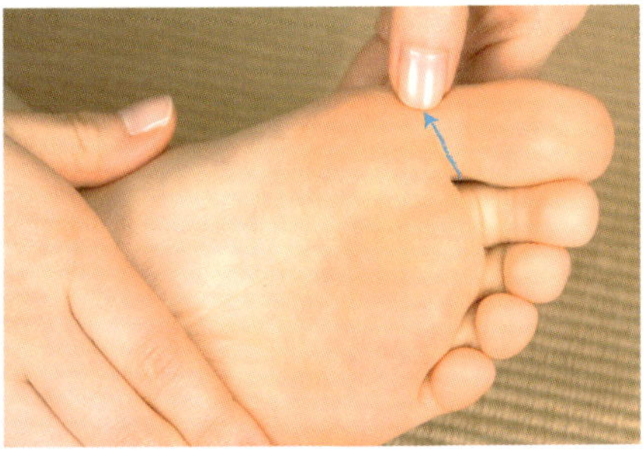

手は「フー」の形です。
親指の付け根の部分を、外側に向かって押しすべらせてください。
小脳は体のバランスを保つ大事な場所でもあり、働きが悪くなると、めまいが起きたり、片足で立てなくなってしまいます。

22 腎臓

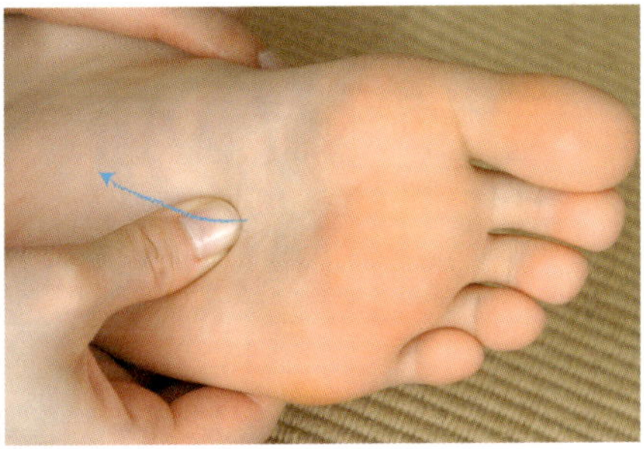

手は「フー」の形。
足裏のちょうど真ん中あたりに、ツボがあります。指の腹を使って、かかとのほうへ流すようなイメージで押しましょう。
腎臓は老廃物をろ過し、尿として排泄する働きをしています。

24 膀胱

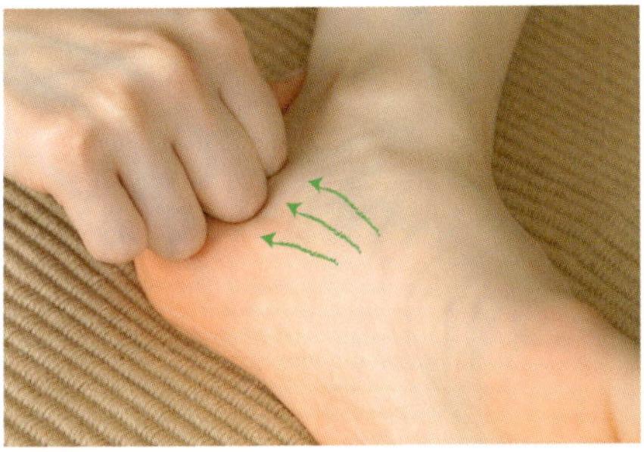

手は「グー」の形。
内側のかかとの前のくぼみが膀胱のツボ。膀胱の状態が良くない方は、プクッと膨れていることもあります。第2関節の部分を使って、かかとのほうへ向かってグリグリと流しましょう。

39 上身リンパ　40 下身リンパ

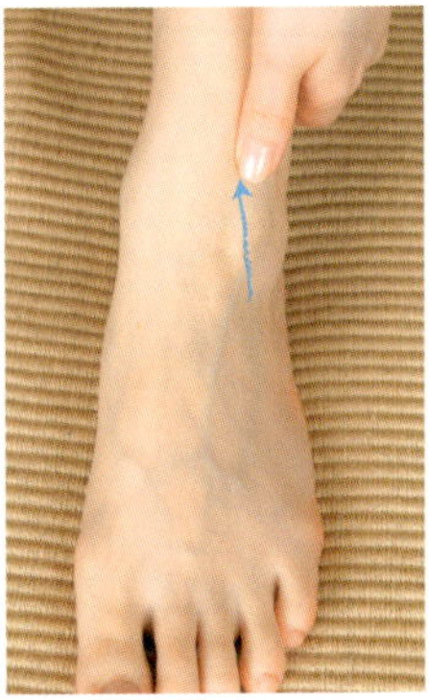

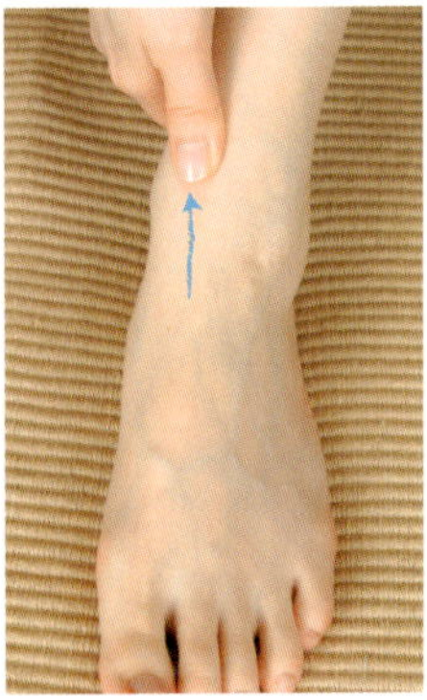

手は「フー」の形。
外側のくるぶしの横が上身リンパ、親指の延長線上のところが下身リンパのツボ。下から上へ向かって押しすべらせてください。ツボに入りづらいので、少し強めに押すのがコツです。

ダイエット

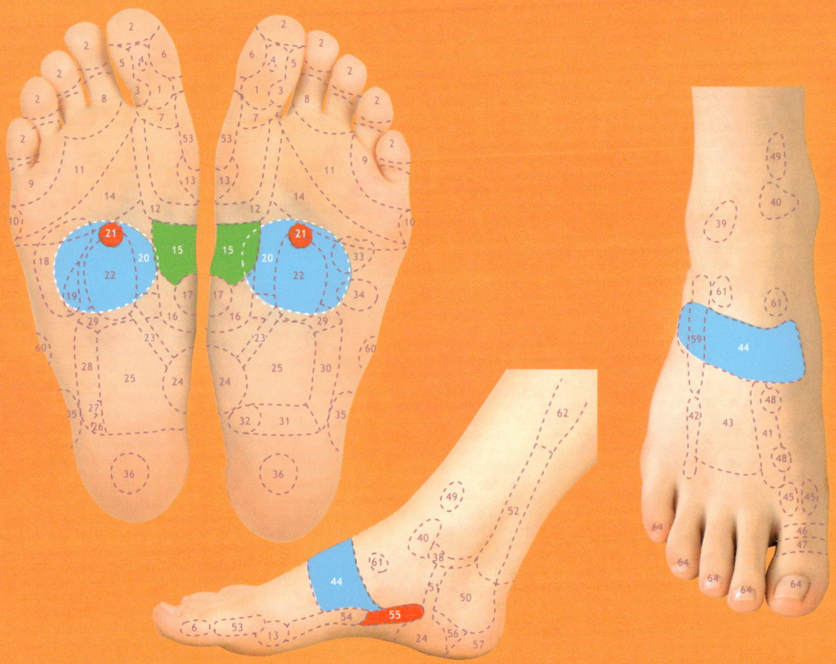

15 胃　20 腹腔神経叢　21 副腎　44 横隔膜　55 腰椎

　誰もが何度もチャレンジしては、失敗を繰り返しているダイエット。お金のかかるダイエットもたくさんありますが、Matty式はお金のかからないダイエットをオススメします。なぜかというと…お金がかかる方法は続かないからです。

今日からできる簡単ダイエット

①食事は姿勢良く
沈むようなソファーと低いテーブルでのインテリアは、オシャレですが食事には向きません。胃が折り曲がった状態で食べると、消化が悪くなります。

②食事のときの水分はNG
水やお茶をガブ飲みしながら食事をすると、炭水化物の吸収が早くなり皮下脂肪のもとになります。烏龍茶も茶葉の質によっては負担がかかるので、食後にしましょう。

③食事は小さなスプーンで
ズバリ、早食い対策です。小さいスプーンや利き手ではない手にお箸を持つと効果的。なぜなら、人間は思い通りにならないと、もういいや！　と脳が思うのです。

④1日1回アッカンベー
最近は硬い食べ物が減り、よく噛まなくても済んでしまいます。消化には唾液の分泌が大切なので、唾液を増加させるアッカンベーをしましょう！

15 胃

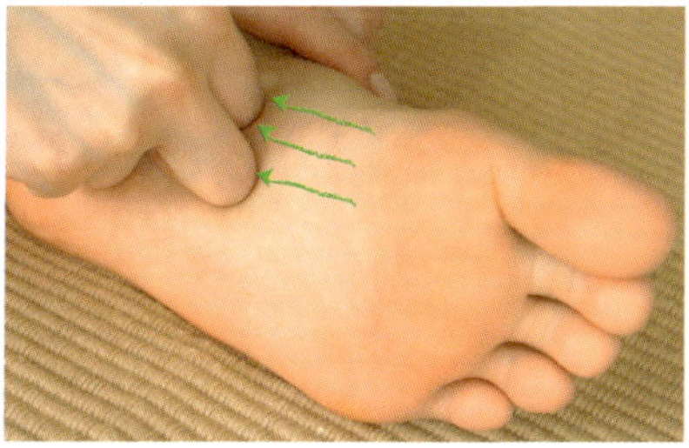

手は「グー」の形。
くぼみの部分を、グーの第２関節の部分を使って、しっかり力を入れて押しましょう。プチプチ、ゴロゴロを感じるときは、胃の調子が悪い証。少し痛いかもしれませんが、痛すぎない程度に、何日も続けて行いましょう。

20 腹腔神経叢

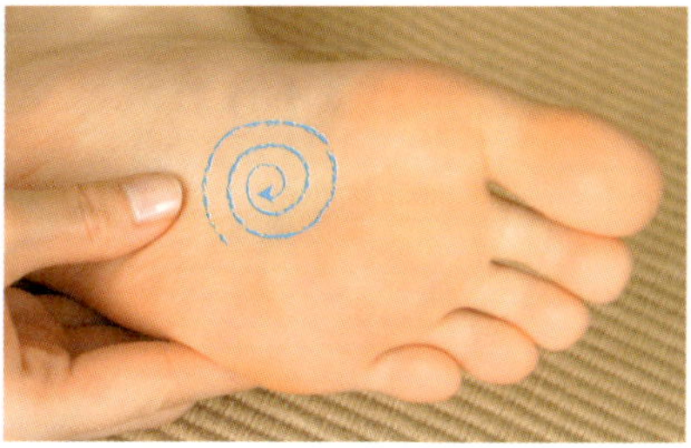

手は「フー」の形。
足裏の中央のくぼみの部分に「の」の字を書くように、グルグルと押しすべらせてください。手にも同じツボがあります。
腹腔神経叢は、消化器系を中心とした神経が集まっているところです。

21 副腎

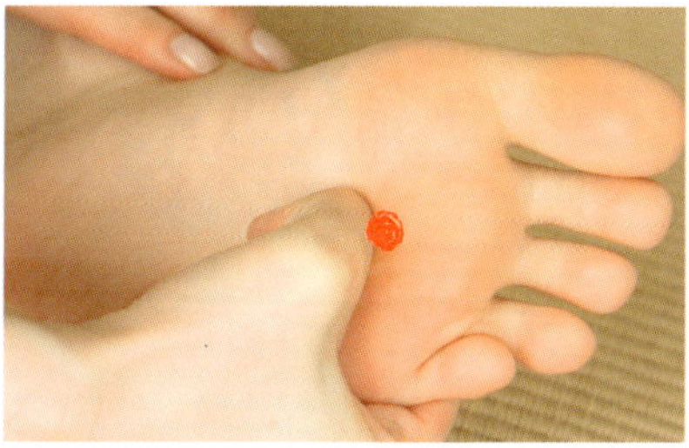

手は「ツー」の形。
小さいツボなので、しっかり届くよう、丁寧に押しましょう。副腎は、肋骨に覆われている腎臓の上にあり、ホルモンやアドレナリンを作り出す役割をしています。

44 横隔膜

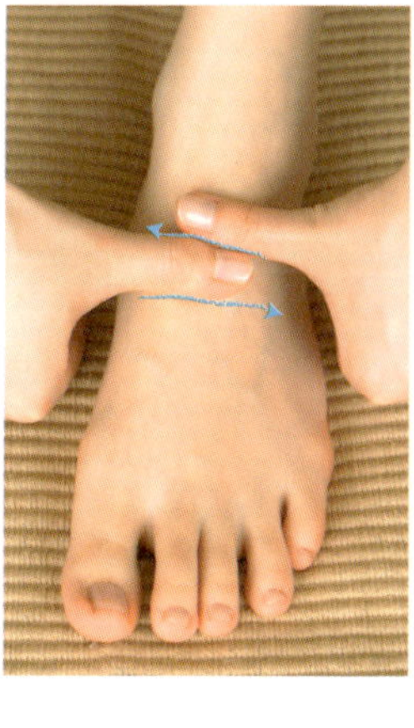

手は「フー」の形。
足首より少し下の部分を、両手を使って左右から押しすべらせてください。広い範囲がツボになっています。
横隔膜は、呼吸をする上で無くてはならない役目を果たしています。

55 腰椎

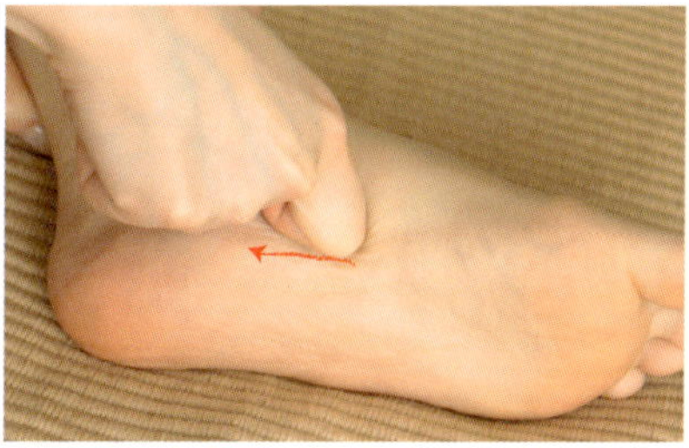

手は「ツー」の形。
内側側面のラインの中央部分、少しくぼんだところが腰のツボ。腰が悪い方は、大変痛く感じるかと思いますが、頑張ってマッサージしましょう。

BREAK TIME;

さらなる効果を求めて～お茶のススメ～

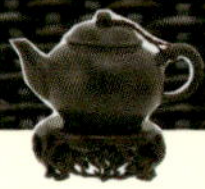

［ダイエットに効くお茶］

凍頂烏龍茶

凍頂烏龍茶は、台湾を代表する烏龍茶のひとつ。排出効果が高く、体質改善の効果もあるといわれています。味と香りのバランスが大変良く、お茶好きはもちろん、男性にも人気のあるお茶です。

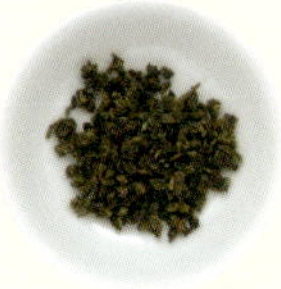

強く揉まれた葉は、
ギュッと縮まり、
ゴツゴツとした半球状に。

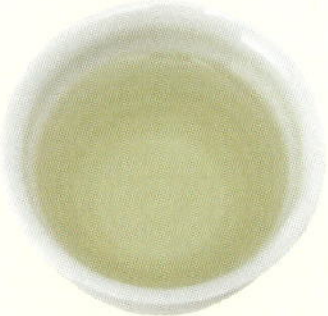

色は薄黄金色。
甘くまろやかな
味わいが広がります。

高山烏龍茶

高山烏龍茶は、標高1000メートル以上の高地で栽培された高級茶で、台湾の烏龍茶の中で最も人気が高い烏龍茶です。脂肪を吸収させない効果があるといわれ、ウエストダウンにも向いています。

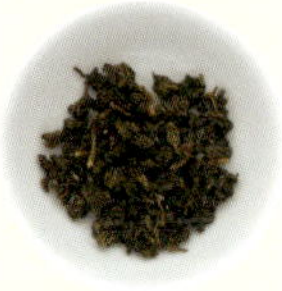

高山で採れた茶葉は、
美しい緑色をしています。

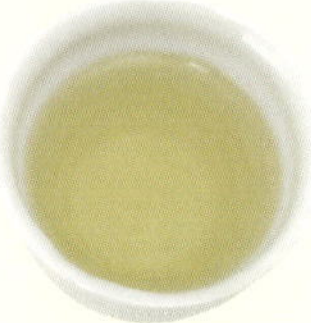

色は黄金色。
苦みや渋みが少なく、濃厚かつ、
清らかで上品な味わい。

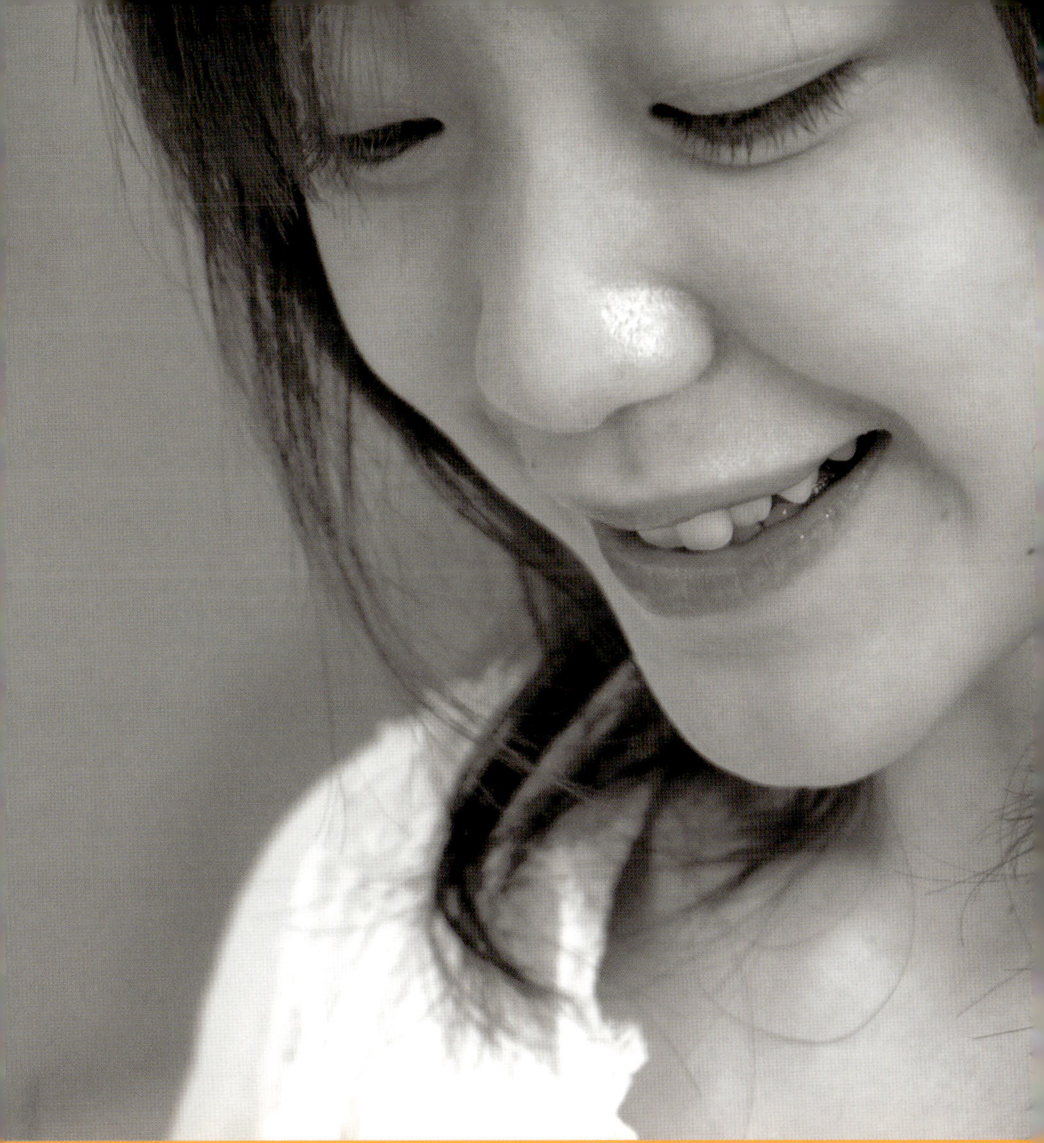

10 ピンポイント編

足には、身体につながるツボがすべてあります。
だから、足ツボを押せば何でも改善される理屈になるのです。

風邪をひいたら ・ 味覚が劣ってきたと感じたら
歯痛 ・ 痔 ・ めまい ・ 貧血 ・ いびき ・ 寝不足
坐骨神経痛 ・ 口臭予防 ・ 抜け毛、白髪
正座が長くできる！ ・ 汗っかき、多汗症

風邪をひいたら

5 こめかみ・三叉神経　6 鼻　14 肺・気管支　22 腎臓
24 膀胱　43 胸　45 扁桃腺　48 のど

風邪の症状に合わせてツボる場所を選びましょう。
熱が無い場合はお風呂に入っても大丈夫ですが、体の脂が風邪の菌を跳ね除ける役割があるので、体はこすらない方がオススメです。髪を洗うときは、根元までしっかり乾かしてください。脂が甦ります。

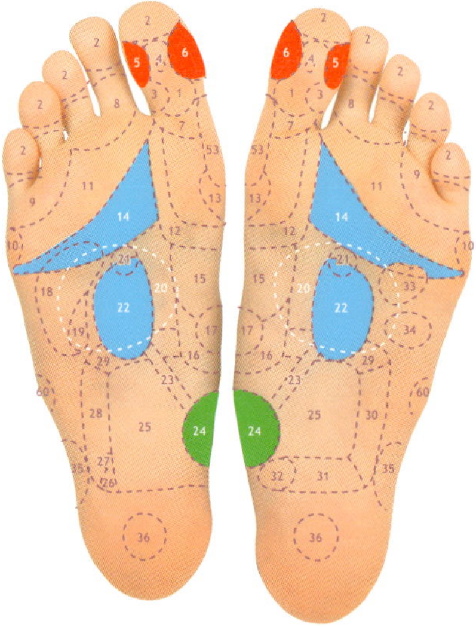

5こめかみ・三叉神経 6鼻

手は「ツー」の形。
親指の外側がやわらかくなるまで、グリグリと上から下へ押しすべらせてください。
滑りやすくツボに入りづらい部分ですが、指の関節を利用して、しっかりツボを刺激してください。

14肺・気管支 22腎臓

手は「フー」の形。
14.肺気管のツボは、内側から外側へ向かって、押しすべらせます。22.腎臓のツボは、足裏のちょうど真ん中あたりにツボがあります。指の腹を使って、かかとのほうへ流すようなイメージで押しましょう。

24膀胱

手は「グー」の形。
内側から足裏にかけてのツボです。
しっかり届くよう、第２関節の部分を使って、かかとのほうへ向かってグリグリと流しましょう。

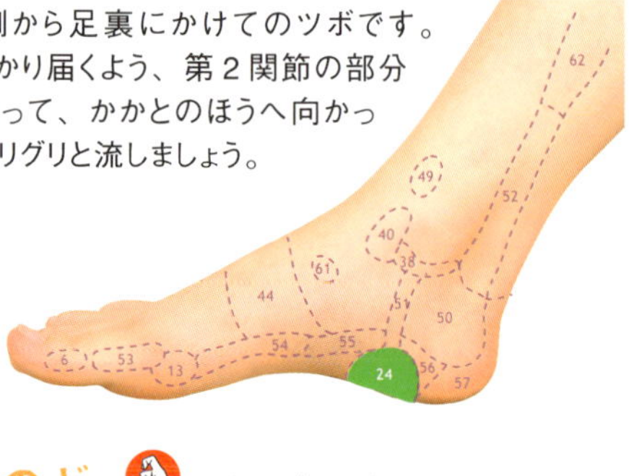

43胸 45扁桃腺

手は「フー」の形。
43.胸のツボは横に広いツボです。細い骨がある部分ですので、一遍に押さず、骨と骨の間を押すように丁寧にマッサージしましょう。
45.扁桃腺のツボは、親指の甲の付け根の部分です。足の内側に向かって、小刻みに押しすべらせましょう。

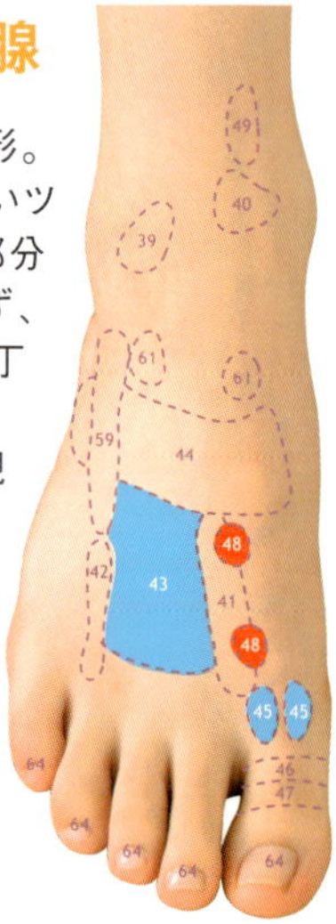

48のど

手は「ツー」の形。
やや親指寄りの、親指とひとさし指の間にツボがあります。小さなツボなので、指を立て、関節を利用してグリグリと押しましょう。

味覚が劣ってきたと感じたら

舌

日本は各国の料理が何でもそろい、毎日美味しいものを食べることができます。なのに…何を食べても美味しく感じない、味がよくわからない、味が薄く感じるなんてことはありませんか？　舌のツボは、最近新たに見つかった最新のツボ。ぜひ試してみてください。

舌

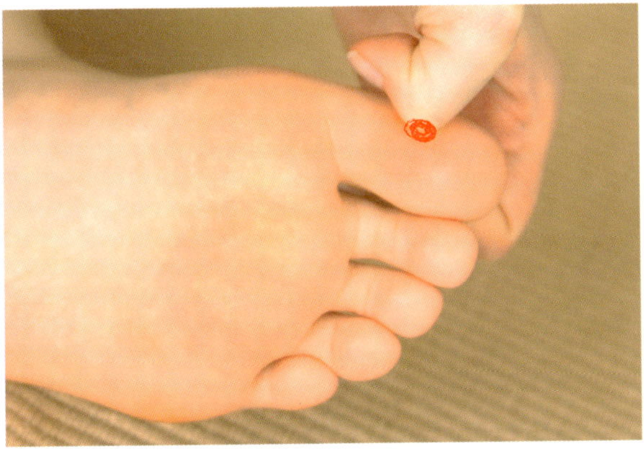

手は「ツー」の形。
両足裏の親指の中央より、少し下の外側に舌のツボがあります。
関節をうまく使って、グィっとツボに入れてください。

Column.

ツボの原理

ツボとは、皮膚の中の、骨に一番近い末梢神経のこと。しっかりツボを押すためには、ツボを押し上げて押さなければなりません。手でツボの原理を説明すると…。まず、右手でライターをつけるときの形を作ります。左手の親指とひとさし指の内側に、右手のひとさし指を入れ、下の皮膚を上に押し上げるようにします。この上がったところを右手の親指で押すと、ツボをしっかり押さえたことになります。この原理を理解すると、人に押してもらう場合と、自分で押す場合では、押し方が違ってくることがわかると思います。

歯痛

46 下あご　47 上あご

歯の痛みは、突然襲ってくるもの。
キンキンとする痛みは、どうにも我慢をすることがでず、
何もやる気がなくなってしまいます。
そんなときは、ここぞとばかりツボを押してあげてください。

46 下あご

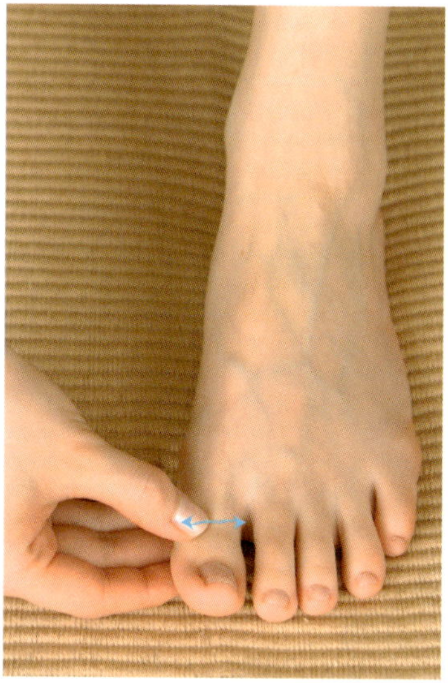

手は「フー」の形。
親指の付け根の横一直線が、下あごのツボです。ひとさし指の方向に向かって、押しすべらせてください。

47 上あご

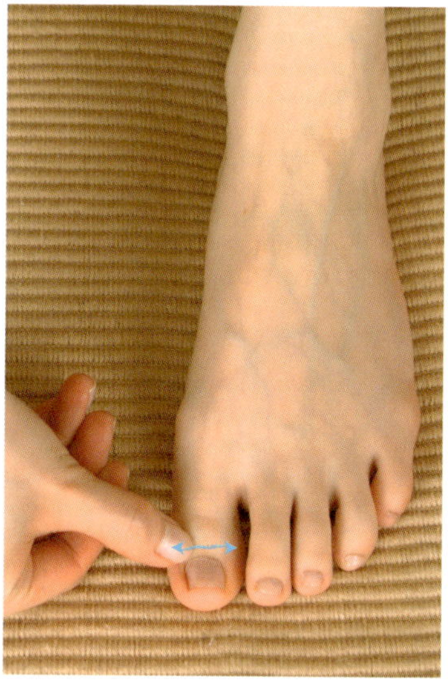

手は「フー」の形。
親指の付け根の1cmほど上が上あごのツボです。足の内側に向かって、押しすべらせてください。

Column.

虫歯の原因は、雑な歯磨きが原因です。面倒くさがりの方には、電動ハブラシがベスト。寝る前に必ず歯を磨きましょう。
歯を溶かす原因は、炭酸…というイメージが強いですが、意外にも、果汁がたくさん入ったオレンジジュースなどの酸類や、乳酸飲料にも原因があります。飲む際には、直接歯に触れないよう、ストローで直接のどに届けるのが良いでしょう。

痔

1 大脳　32 肛門　52 直腸

カミングアウトするには勇気がいる「痔」。
便秘や妊娠をきっかけに痔になる人も多く、悩んでいる女性はたくさんいます。
誰にも言えずに困っているなら、早めにツボりましょう。
水分をたっぷりとり、便秘の改善も忘れずに！

1 大脳

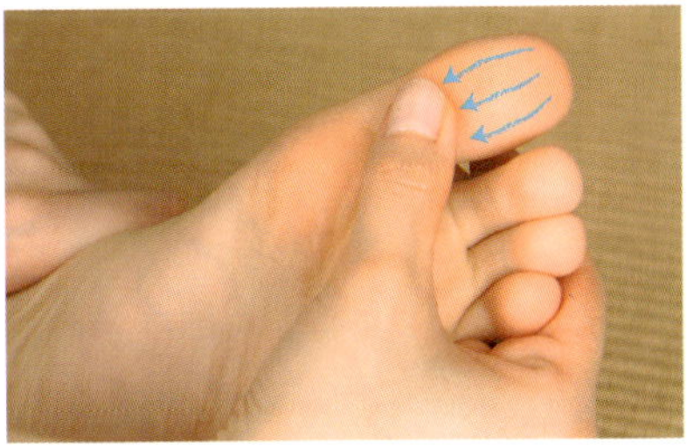

手は「フー」の形。
親指の腹の部分を上から下へ押しすべらせて、マッサージしてください。
大脳は体にさまざまな命令を出す司令塔。とっても大事な部分です。

32 肛門

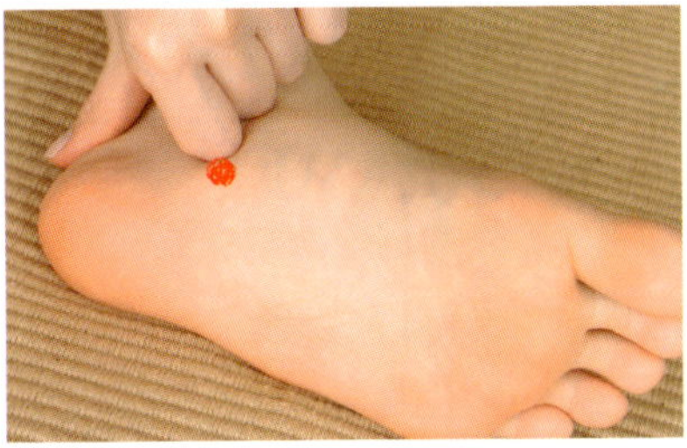

手は「ツー」の形。
肛門のツボは左足のみにあります。直腸のツボの横にあり、小さいツボです。関節を使って、ゆっくりとツボに押し入れましょう。

52 直腸

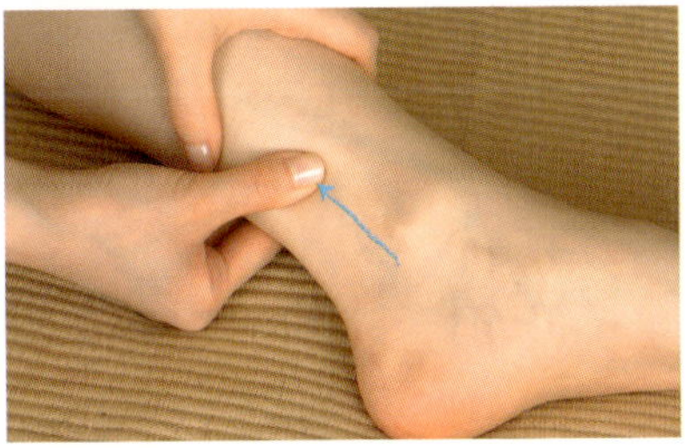

手は「フー」の形。
内側のくるぶしの手前から骨に沿って、直腸のツボがあります。親指の腹の部分を使って、下から上へ「グィー」っと押しすべらせましょう。
直腸は、肛門のすぐ手前。ここに排便前の便が待機しています。

めまい

5 こめかみ・三叉神経　9 耳　22 腎臓　24 膀胱　42 平衡器官

めまいが起こると、吐き気や頭痛を伴ったり、頻繁に繰り返すことがあります。もしなってしまったら、倒れる前に何かにつかまったり、しゃがんだりしましょう。ガマンは禁物です。

5 こめかみ、三叉神経

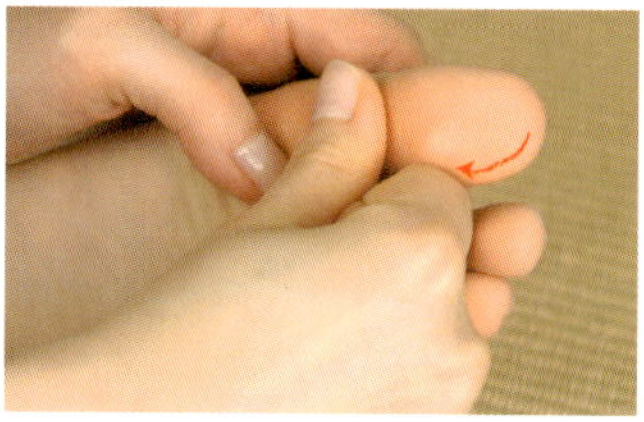

手は「ツー」の形。
指の際で、ツボに入りづらい部分ですが、やわらかくなるまで、グリグリと上から下へ押しすべらせてください。

9 耳

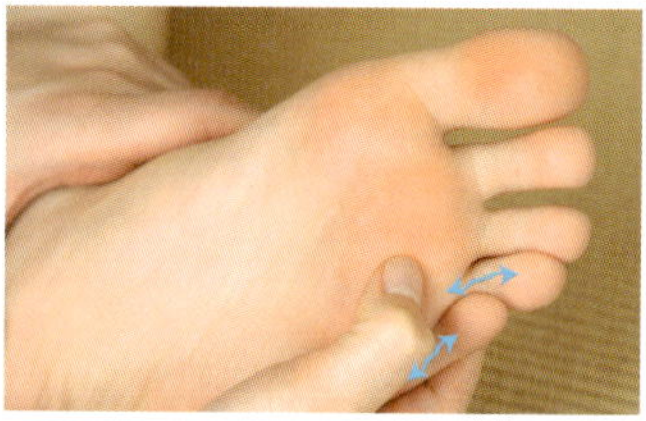

手は「フー」の形。
薬指と小指の付け根を中心に、上下に指を押しすべらせましょう。関節があり、ツボが逃げやすい部分です。足を固定して、しっかりツボに入れましょう。

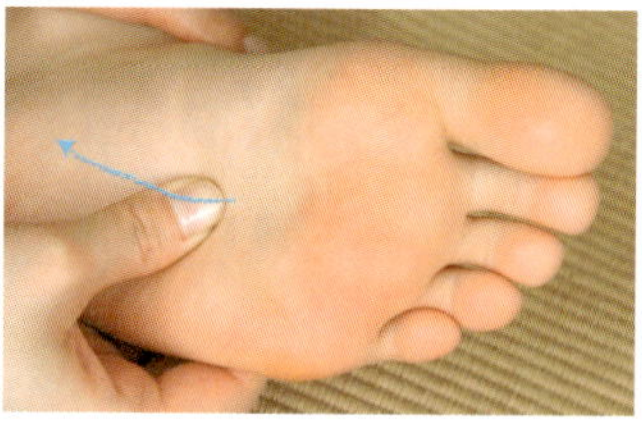

22 腎臓

手は「フー」の形。
足裏のちょうど真ん中あたりに、ツボがあります。指の腹を使って、かかとのほうへ流すようなイメージで押しましょう。腎臓は老廃物をろ過し、尿として排泄する働きをしています。

24 膀胱

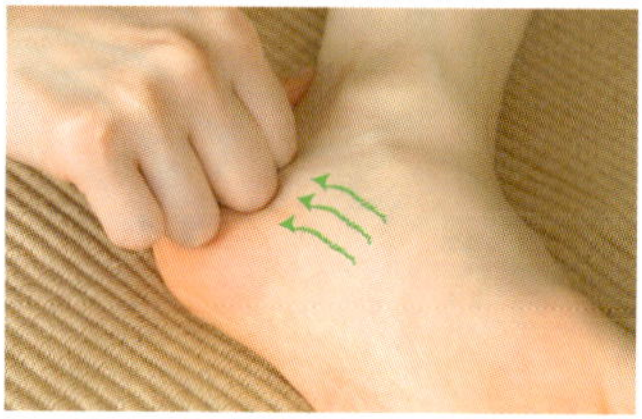

手は「グー」の形。
内側のかかとの前のくぼみが膀胱のツボ。第2関節を使って、かかとのほうへ向かってグリグリと流しましょう。

42 平衡器官

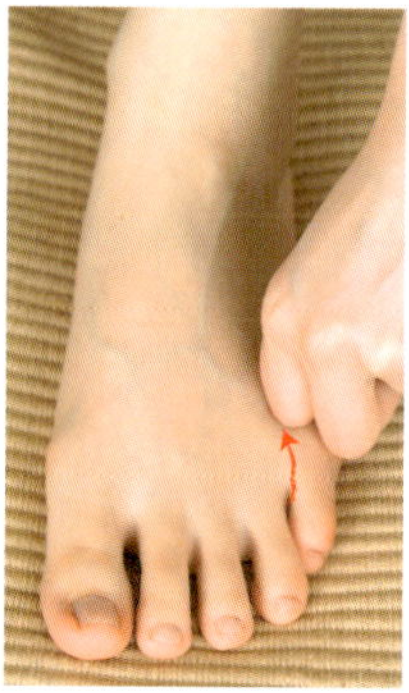

手は「ツー」の形。
薬指と小指の間の付け根から3cmくらいまでが平衡器官のツボです。手にも同じツボがあります。

貧血

15 胃　21 副腎　25 小腸　34 脾臓　55 腰椎

最近疲れやすい、だるいと感じたら、貧血気味かもしれません。また、無理なダイエット、睡眠不足は貧血を引き起こします。鉄分を多く含む、レバー・プルーン・大豆で予防してバランスの良い食事を3食規則正しく食べる習慣をつけましょう。

15 胃

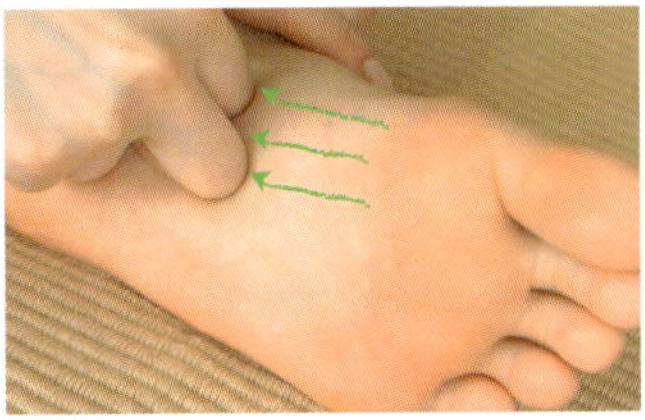

手は「グー」の形。
くぼみの部分を、グーの第2関節を使って、しっかり力を入れて押しましょう。胃のツボは、自己免疫力をアップする効果があります。

21 副腎

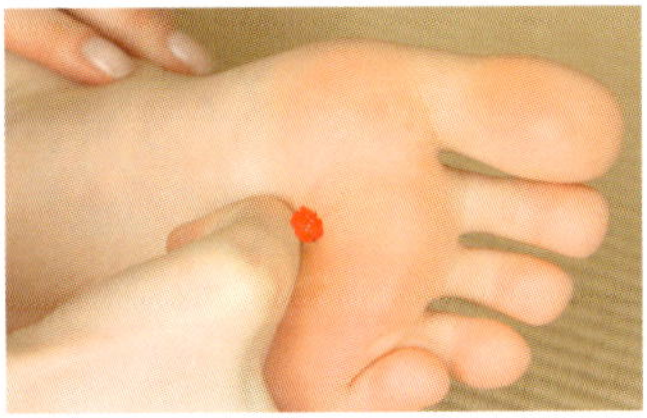

手は「ツー」の形。
小さいツボなので、しっかり届くよう、丁寧に押しましょう。
副腎は、肋骨に覆われている腎臓の上にあり、ホルモンやアドレナリンを作り出す役割をしています。

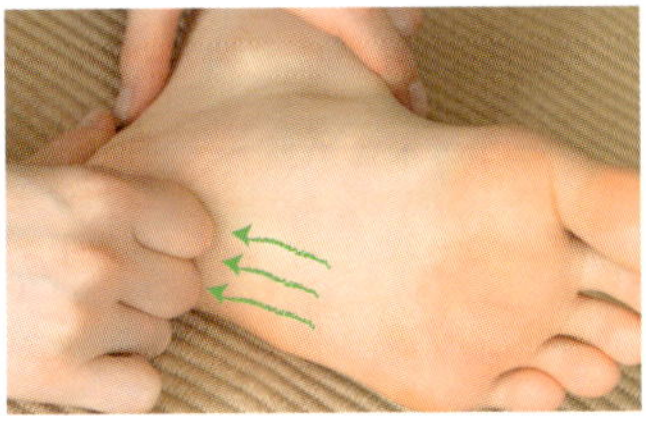

25 小腸

手は「グー」の形。
ゾーンの広いツボです。第2関節を使って、かかとの方向へ向かってグッーっと押しましょう。
小腸は、栄養や水分の大半を消化・吸収しています。

34 脾臓

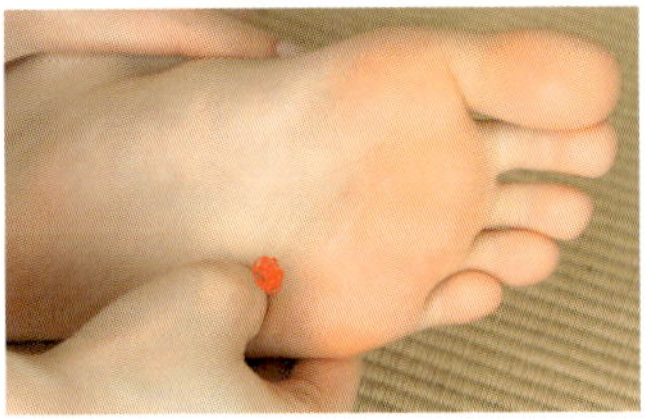

手は「ツー」の形。
脾臓のツボは、左のみにあります。小さいツボですので、関節の先をうまく使い、しっかりツボに入れましょう。
脾臓は血液をろ過する役割をしています。

55 腰椎

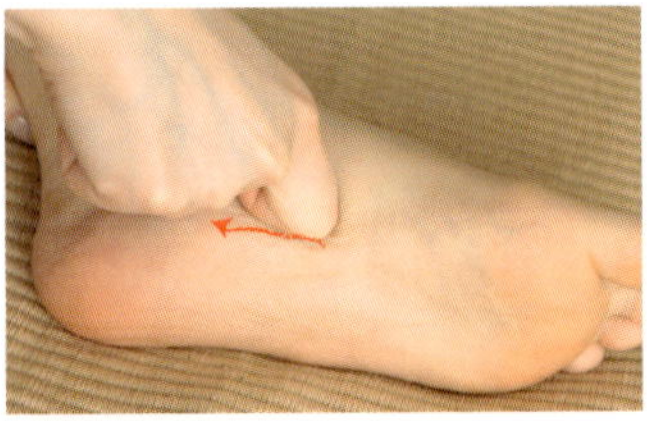

手は「ツー」の形。
内側側面のラインの中央部分に、少しくぼんだところがあります。そこが腰椎のツボ。かかとの方向へ向かって押しすべらせましょう。

いびき

6 鼻　14 肺・気管支　45 扁桃腺

いびきとは無縁。まさか私が！？　と思っている人が多いはず。
いびきは誰もが大なり小なりかくものです。
旅行先で迷惑をかけたら…と眠れない思いをしているアナタ。
寝る前に、おまじないのようにツボってみましょう。

6 鼻

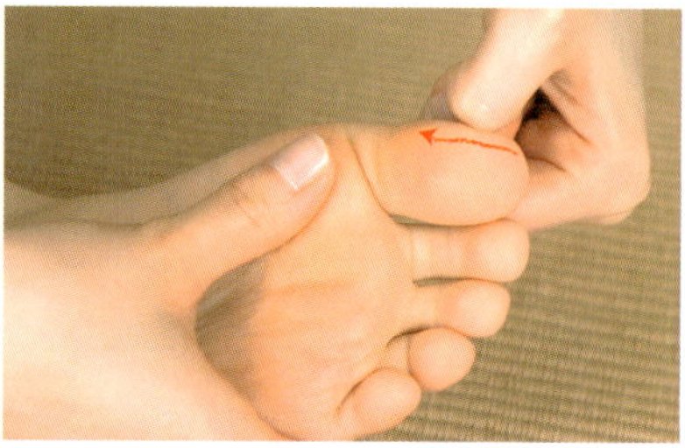

手は「ツー」の形。
親指の腹の外側を上から下に向けて押します。滑りやすく、ツボに入りづらい部分ですが、指の関節を利用して、しっかりツボを刺激しましょう。鼻が詰まると口で呼吸をしてしまい、いびきをかく原因となってしまいます。

14 肺・気管支

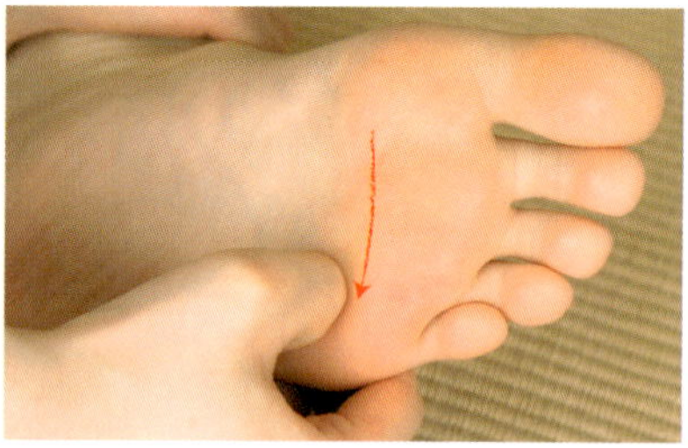

手は「ツー」の形。
内側から外側へ向かって、指の腹をまんべんなく使って押しすべらせます。少し足裏を反るような形にすると、ツボによく入ります。

45 扁桃腺

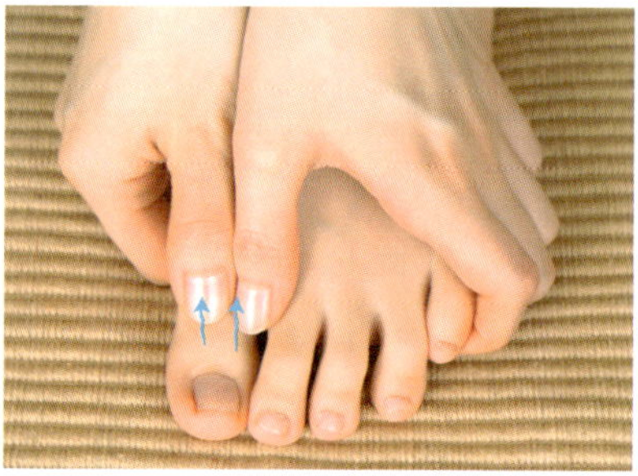

手は「フー」の形。
親指の甲の付け根が扁桃腺のツボです。足の内側に向かって、小刻みに押しすべらせましょう。

寝不足

1 大脳　3 小脳　5 こめかみ･三叉神経　18 肝臓

仕事、プライベート、家事…。
あれこれやっているうちに、もうこんな時間！　という毎日を送っていませんか？
そんな方は1日も早くツボを押してあげてください。
また、すぐに眠れるように、足浴をしてから寝ることをオススメします。

1 大脳

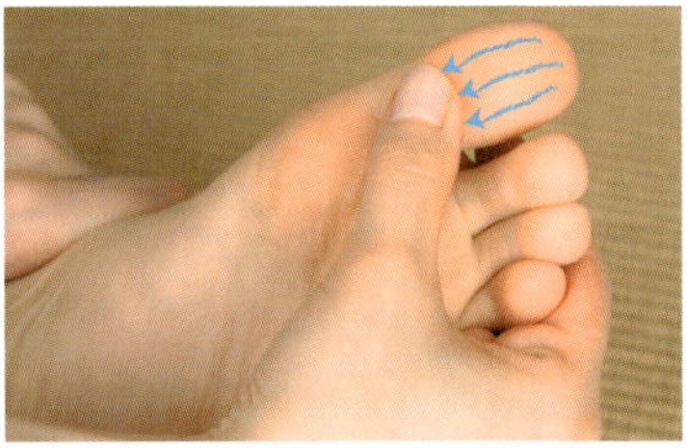

手は「フー」の形。
親指の腹の部分を上から下へ押しすべらせて、マッサージしてください。常にこの部分がやわらかくなっているのが理想的です。

3 小脳

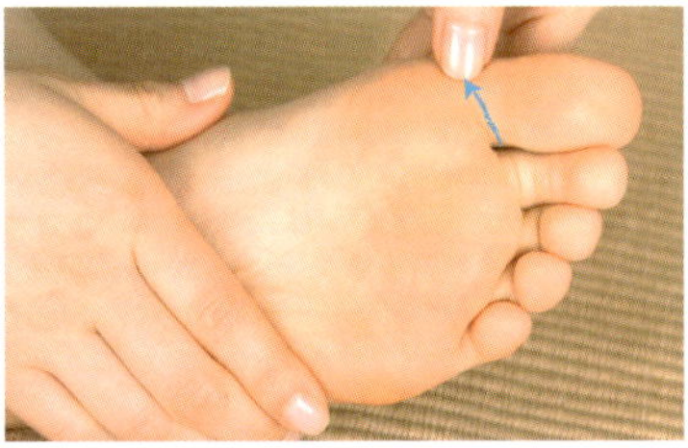

手は「フー」の形です。
親指の付け根の部分を、外側に向かって押しすべらせてください。小脳の働きが悪くなると、めまいが起きたり、片足で立てなくなってしまいます。

5 こめかみ、三叉神経

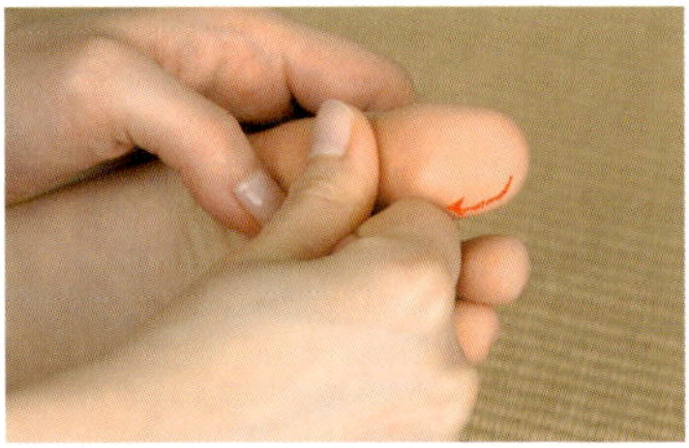

手は「ツー」の形。
指の際で、ツボに入りづらい部分ですが、やわらかくなるまで、グリグリと上から下へ押しすべらせてください。

18 肝臓

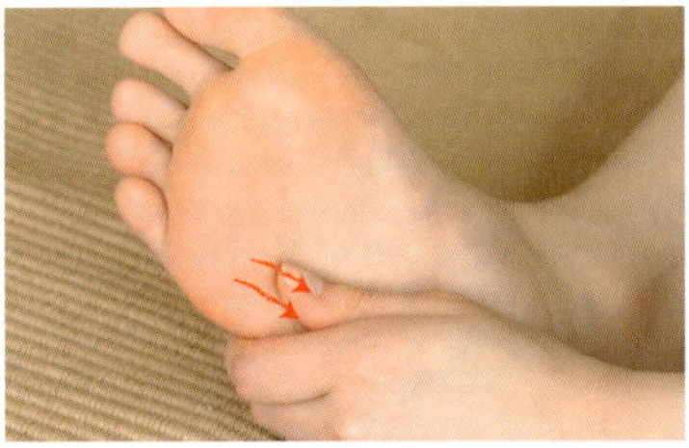

手は「ツー」の形。
肝臓のツボは右足のみにあります。関節の力を利用して、かかとの方へ向かって少し強めに押しましょう。

坐骨神経痛

56 仙骨　57 内尾骨　58 外尾骨　62 坐骨神経

ひどくなると、太ももまでしびれ、我慢できないほどの痛みを感じます。
重いものを持ったり、飛び跳ねたり、ドシドシ歩くのは禁物。
痛みがひどいときは、軽く奥歯を噛んで動作し、腰への負担を減らすようにしましょう。

56仙骨

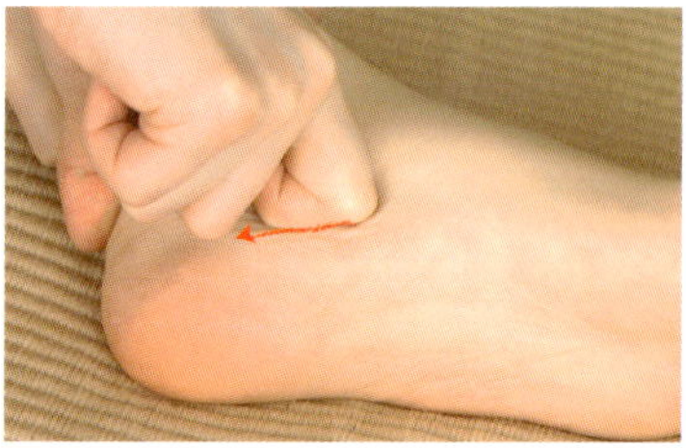

手は「ツー」の形。
くるぶしより1cmほど下の部分が仙骨のツボ。かかとのほうへ向かって、グリッと押しすべらせましょう。

57内尾骨

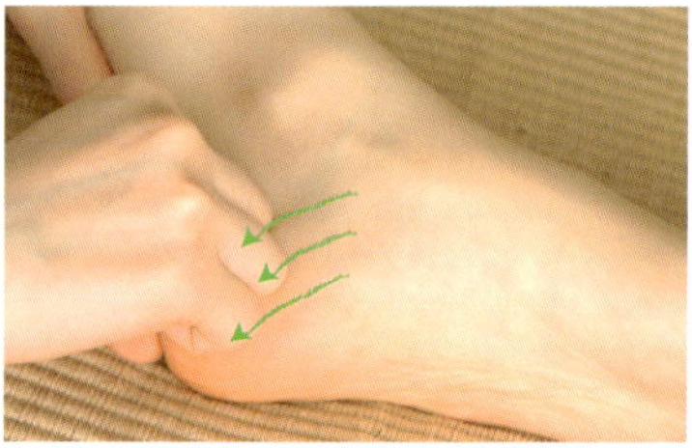

手は「グー」の形。
ひとさし指から小指までの第1関節を使って、内側のかかとの部分をグリグリと押します。

58外尾骨

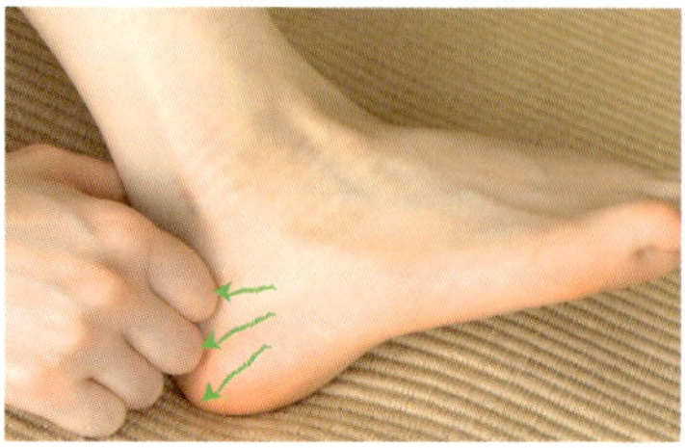

手は「グー」の形。
ツボの押し方は、内尾骨のツボと同じ。外側のかかとの部分をグリグリと刺激しましょう。

62坐骨神経

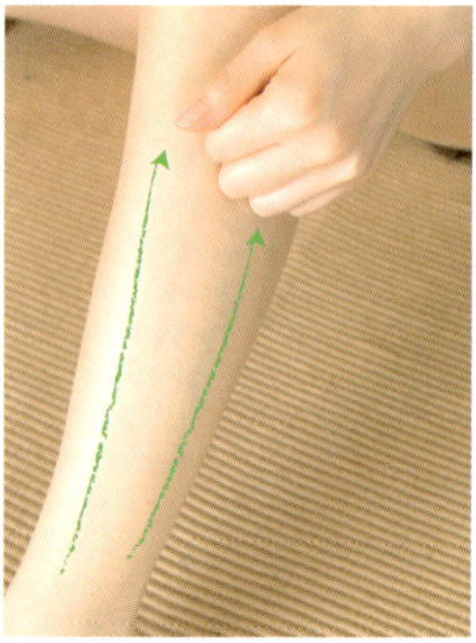

手は「グー」の形。
第1関節から第2関節の部分を使って、足首からひざに向かって、一気に押しすべらせます。内側、外側共に5回ずつ行います。

口臭予防

15 胃　18 肝臓　39 上身リンパ
46 下あご（歯・歯茎）　47 上あご（歯・歯茎）

口臭の原因の大半は口の中。
虫歯、歯周病がある場合は、自分に合った歯ブラシとフロスを使ってていねいに掃除！
舌を上下左右に体操させて、唾液の量も増やしましょう！

15 胃

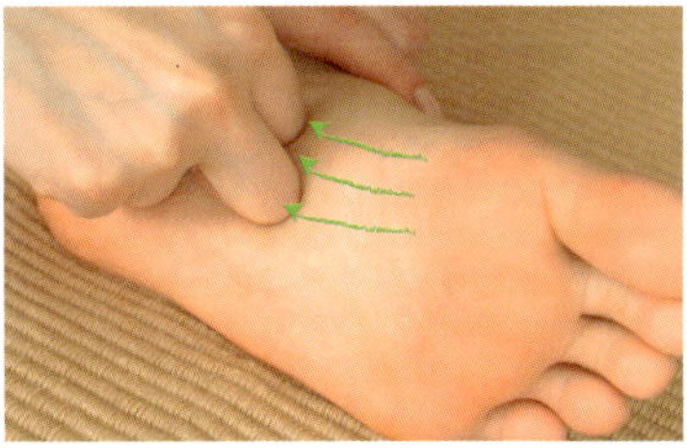

手は「グー」の形。
足裏のくぼみの部分を、第2関節を使ってしっかり力を入れて押しましょう。プチプチ、ゴロゴロを感じるときは、胃が弱っている証拠。少し痛いかもしれませんが、違和感がなくなるまで、何日も続けて行いましょう。

18 肝臓

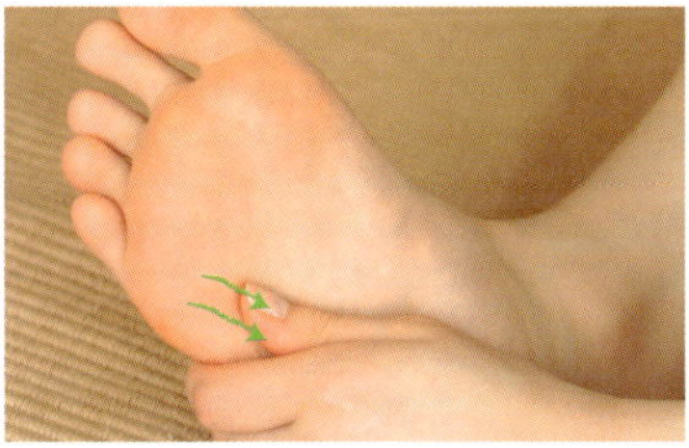

手は「ツー」の形。
肝臓のツボは右足のみにあります。関節の力を利用しながら、かかとのほうへ向かって少し強めに押しましょう。

39 上身リンパ

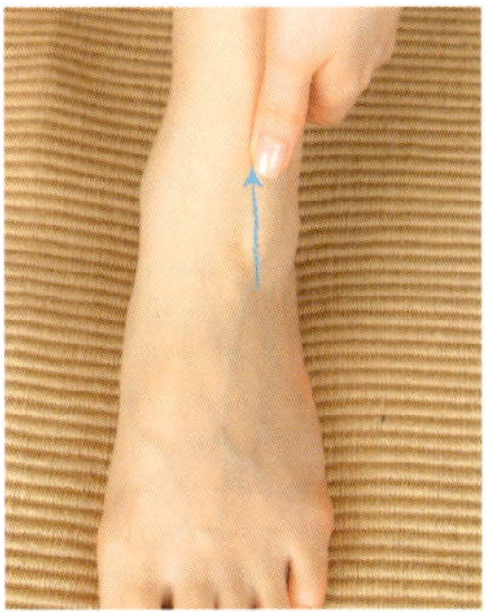

手は「フー」の形。
外側くるぶしの横の部分を、下から上へ向かって押しすべらせてください。ツボに入りづらいので、少し強めに押すのがコツです。

46 下あご　47 上あご

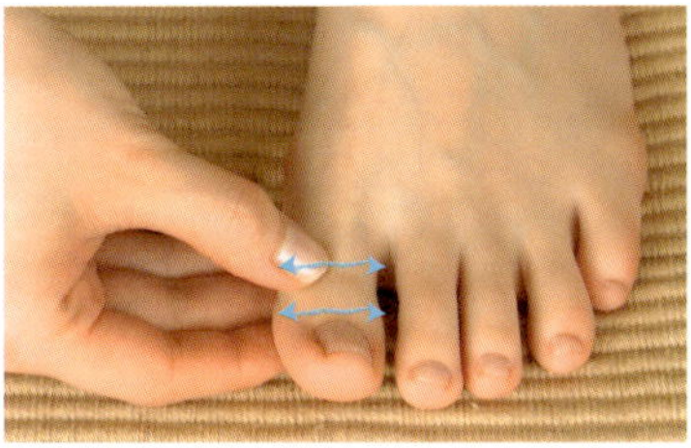

手は「フー」の形。
親指の付け根の横一直線が、下あごのツボ、その1cmほど上が上あごのツボです。下あごはひとさし指の方向に向かって、上あごは足の内側に向かって押しすべらせてください。

抜け毛・白髪

4 脳下垂体　12 甲状腺　21 副腎　22 腎臓

ホルモンの分泌異常やストレスが原因とされていますが
間違ったシャンプーも頭皮を老化させています。
地肌をマッサージするように洗い、しっかりすすぎましょう。
頭を下に向けるのではなく、首を後ろに曲げながら流すのがコツです。

4 脳下垂体

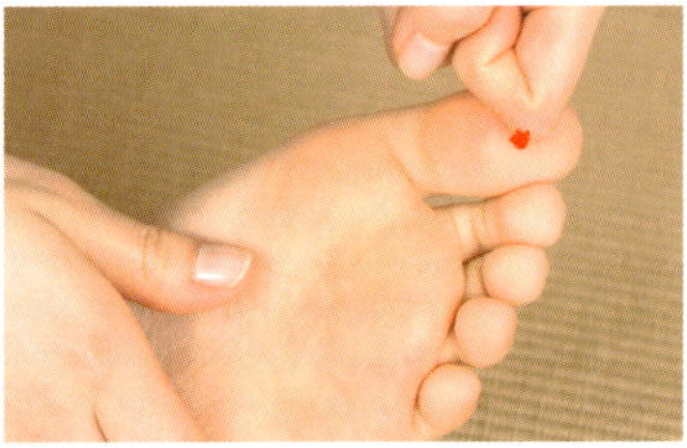

手は「ツー」の形。
親指の腹のど真ん中にあるのが、脳下垂体のツボ。ツボに入りづらい場合は、指を軽く上下に動かして、ツボに当てるようにしましょう。
脳下垂体は、いろいろなホルモンを分泌する役割を果たしています。

12 甲状腺

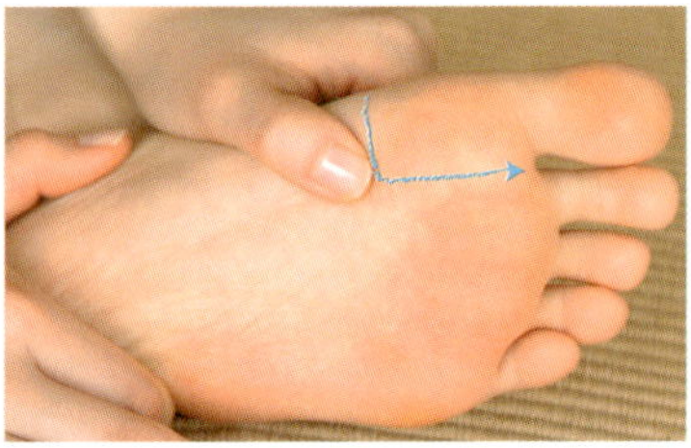

手は「フー」の形。
親指下の腹の部分の周りを囲むように、少し強めにグーッと指を押しすべらせます。
甲状腺は全身の新陳代謝を活発にする働きがあります。

21 副腎

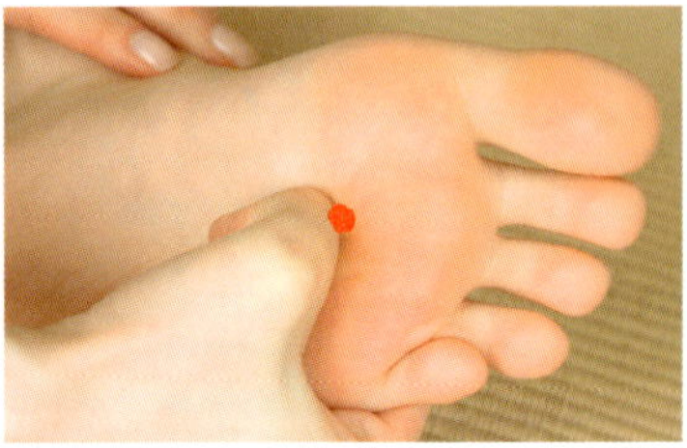

手は「ツー」の形。
小さいツボなので、しっかり届くよう、丁寧に押しましょう。
副腎は、ホルモンやアドレナリンを作り出す役割をしています。

22 腎臓

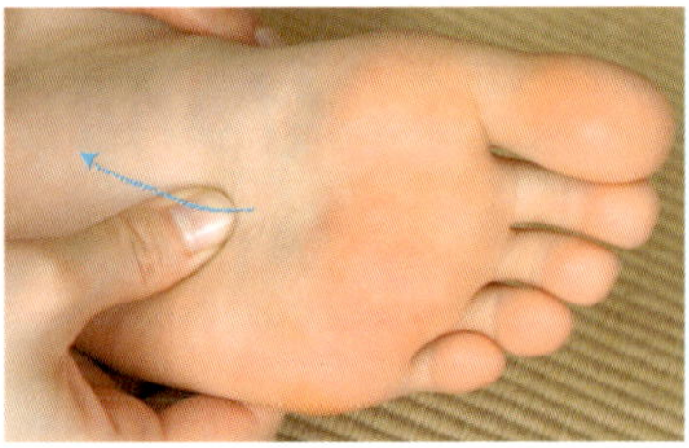

手は「フー」の形。
足裏のちょうど真ん中あたりに、ツボがあります。指の腹を使って、かかとのほうへ流すようなイメージで押しましょう。

正座が長くできる!

膝裏

正座をする機会はめっきり減りましたが、
肝心な場面では正座をしなければなりません。
このマッサージは1度でラクになれます。
正座をする前に、した後に、パートナーに押してもらってください。

膝裏押し①

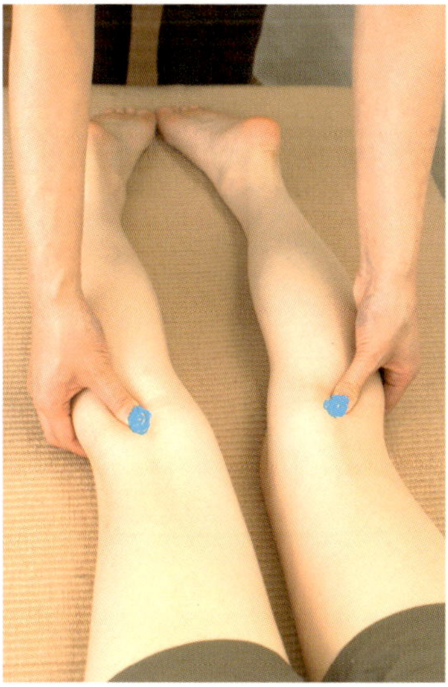

手は「フー」の形。
膝裏の真ん中に指を入れるように、グィっと押してください。相手は痛がるかもしれませんが、2.3回しっかりと!

膝裏押し②

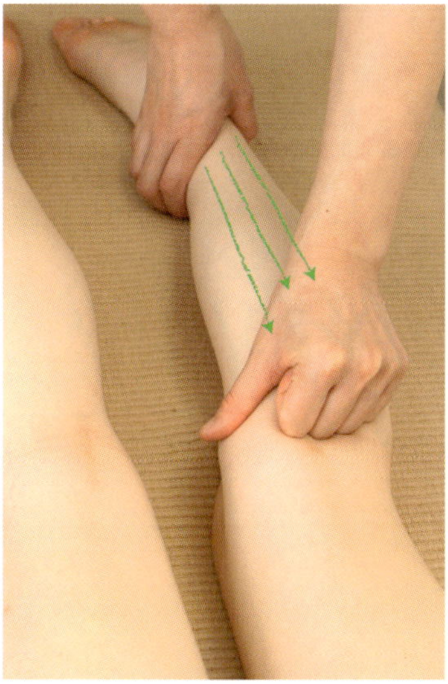

手は「グー」の形。
膝裏の部分を、第1関節と第2関節の間の面を使って、下から上に10回マッサージしましょう。

Column.

膝の後ろには、ピンポン玉1個分ほどの老廃物が溜まっているといわれていますが、足裏マッサージによって流れてきた老廃物が流れ着くのも膝裏なのです。膝まで流してあげたら、あともう一息! 膝裏をマッサージして、もっと遠くへ流してあげましょう。そうすることによってさらに代謝が良くなり、もっともっと元気になれます。

汗っかき・多汗症

12 甲状腺　13 副甲状腺　21 副腎　22 腎臓　34 脾臓

人前でスピーチをしたら、脇が汗でびっしょり…そんな経験はありませんか？
汗は臭いの原因になったり、大事な衣服に染みを作ったりします。
女優さんのような汗をかきづらい体質を作りましょう！

12 甲状腺

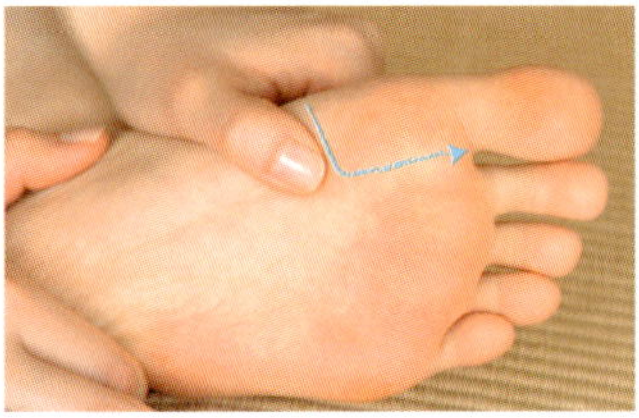

手は「フー」の形。
親指下の腹の部分の周りを囲むように、少し強めにグーッと指を押しすべらせます。甲状腺は全身の新陳代謝を活発にする働きがあります。

13 副甲状腺

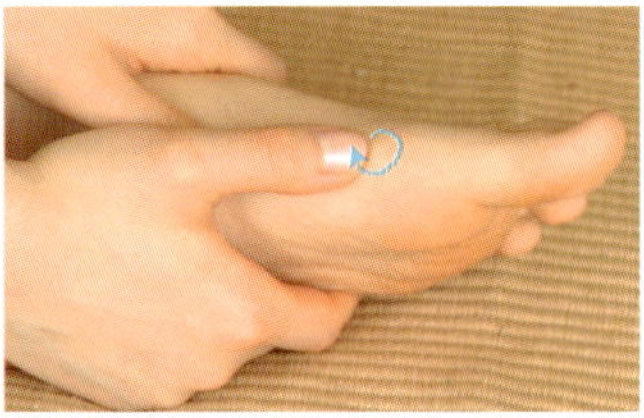

手は「フー」の形。
内側の側面に副甲状腺のツボがあります。骨を中心に円を書くように、グルグルとマッサージしましょう。

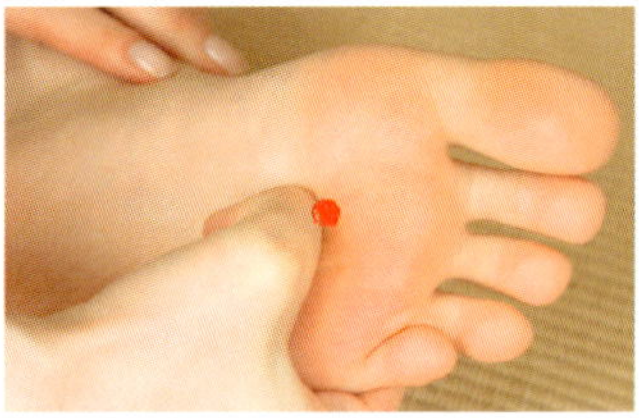

21 副腎

手は「ツー」の形。
小さいツボなので、しっかり届くよう、丁寧に押しましょう。
副腎はホルモンやアドレナリンを作り出す役割をしています。

22 腎臓

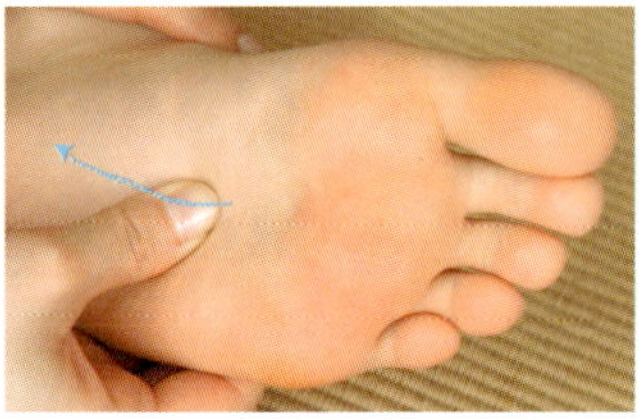

手は「フー」の形。
足裏のちょうど真ん中あたりにツボがあります。指の腹を使って、かかとのほうへ流すようなイメージで押しましょう。

34 脾臓

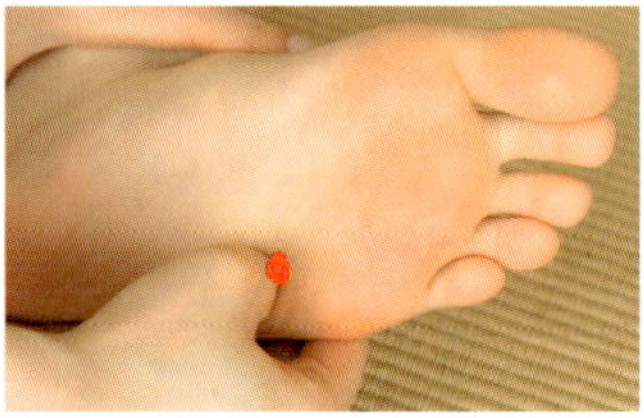

手は「ツー」の形。
脾臓のツボは、左のみにあります。小さいツボですので、関節の先をうまく使い、しっかりツボに入れましょう。

「台湾では当たり前の健康法を日本でも」

最近でこそ、日本でも足ツボマッサージのお店をよく見かけるようになりましたが、まだまだ本場台湾にはかないません。24時間営業のお店も多く、街のいたるところに足裏マークの看板が掲げられ、技術者もたくさんいます。

台湾では、足ツボが日常の健康法として溶け込んでいます。日本で例えるならば、スポーツクラブへ行って健康維持をするようなもの。お店に行ってプロにしっかりもんでもらうのは、トレーナーと一緒に行うトレーニング。予防として自分でもむのは、自宅でのストレッチというイメージでしょうか。子供から老人まで、みなさん頻繁に足ツボを刺激しています。

三千年以上も昔から長い時を経て、現代まで受け継がれているということは、それなりの効果と意味があるからではないでしょうか。

足ツボはとっても手軽な健康法。もっと多くの方に知ってもらい、みなさんの身近な健康法になるよう、今後も活動していきたいと思っています。

台湾の権威、中華足部反射区健康法協会理事長からMattyに期待すること

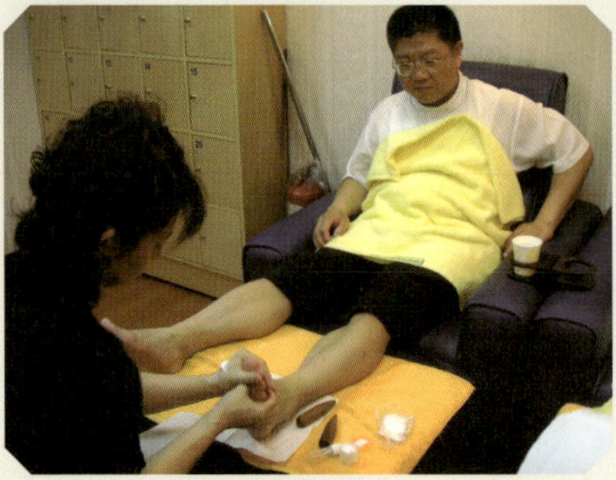

台湾で行った陳璧雄理事長との交流の様子

中華足部反射区健康法協会は1988年から呉神父脚底按摩グループから始まり、現在世界8カ国に会員を持つ、台湾でも最も大きなグループです。毎年定期的に講習会、訓練会、研究会、技術交流会や足健師、足健員認定試験などを定期的に行い、足健法の向上と普及に努めています。

2005年には政府から職業組合として認められ、現在は美容師やその他の職業のように国家試験として認められるよう、働きかけているところです。

日本人会員も多く、足健員試験などは日本語で受けられるようになっていますので、この職業につく方々にはぜひ参加していただきたいですね。

Mattyさんは10年前からこの仕

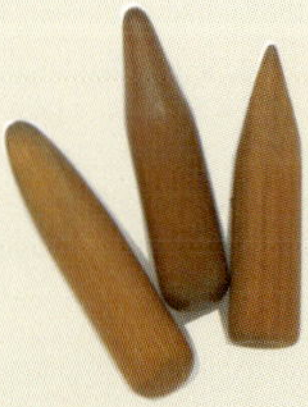

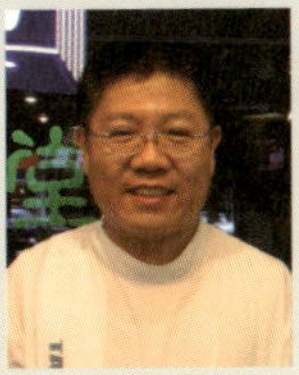

中華足部反射区健康法協会　理事長

陳璧雄

事をされているそうで、現在の台湾の足マッサージの方法とは多少違うマッサージをされていますが、彼女が経験と努力で作り上げた方法なのでしょう。でもとてもお上手だと思います。

台湾の足健法も中医学を取り入れるなどどんどん進化していますので、これからも新しいものをたくさん吸収していただきたいですね。頑張ってください。ご活躍をお祈りしています。

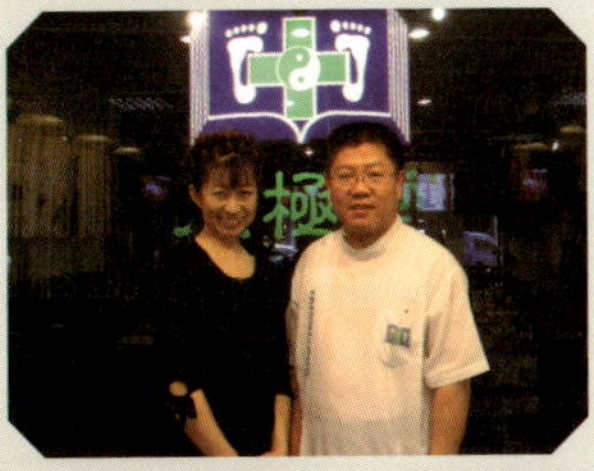

交流後の記念撮影

さらなる効果を求めて～お茶のススメ～

[美肌に効くお茶]

東方美人

東方美人茶は烏龍茶の一種で、別名、白毫烏龍茶とも呼ばれています。欧米では「オリエンタルビューティー」という名称で親しまれ、非常に人気が高く、女性の悩みに多い、体のむくみをとる効果や、血液をサラサラにし、肌が甦る効果があるといわれています。

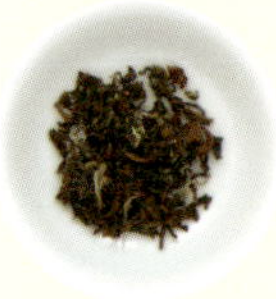

細く揉まれた、
白、赤、黄色の茶葉が
混じっているのが特徴。

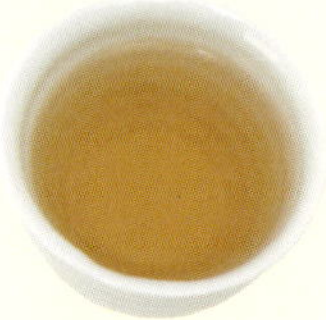

フルーティーで、
甘い香りが特徴。
発酵度が高く、紅茶に近いお茶。

[台湾でオススメのお茶屋さん]

納得がいくまでお茶を試させてくれる良心的な茶葉店

昇祥茶行

地元客から外国人客まで、幅広い層に人気のこのお店。理由は明白。お店にある茶葉を、何種類でも試飲させてくれるので、納得のいく好みのお茶を買うことができるだけではなく、それを流暢な日本語で説明してくれるのです。茶葉の他に、お茶に合うお茶請けの販売もあり、値段も良心的。私自身、台湾へ行くたびに寄ってしまう、大好きなお茶屋さんなのです。

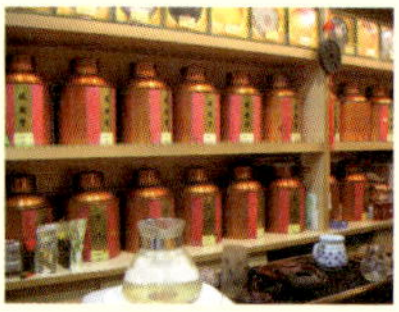

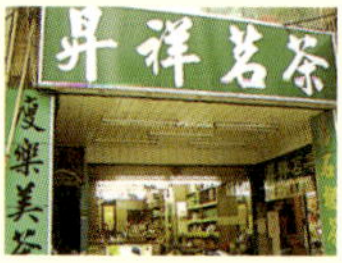

Information
【住所】台北市長春路52號1F
【交通】MRT中山駅より徒歩約10分
【TEL】02-2542-7205
【営業時間】9:00～23:00 【定休日】無休
【カード】可 【日本語】可

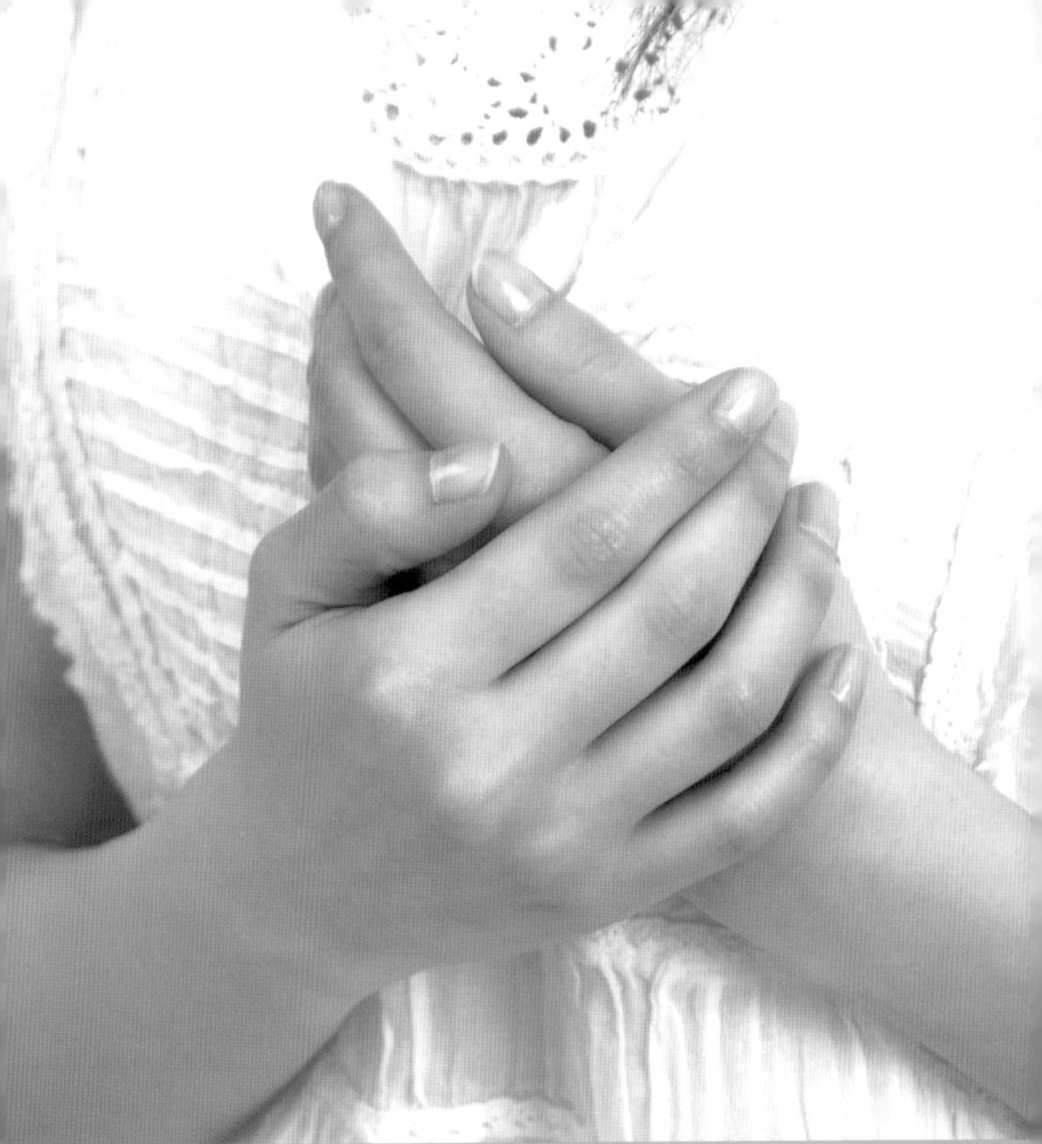

11 こころのケア編

ぐっすり眠れば治る！　というものではないのがこころの問題。
このツボに限っては毎日やるのではなく、
少し我慢が続いたときに行うほうが効果的です。

うつ・自律神経失調症・落ち込んだら
不眠・ストレス

うつ

14 肺・気管支　15 胃　20 腹腔神経叢　21 副腎　39 上身リンパ

友達と会いたくなかったり、仕事に身が入らなかったり、どんよりした気分の状態が長く続くようだったらこころが曇りがちなのかもしれません。
たっぷり休息を取り、こころと体に溜まった疲れを取り払ってあげましょう。

14 肺・気管支

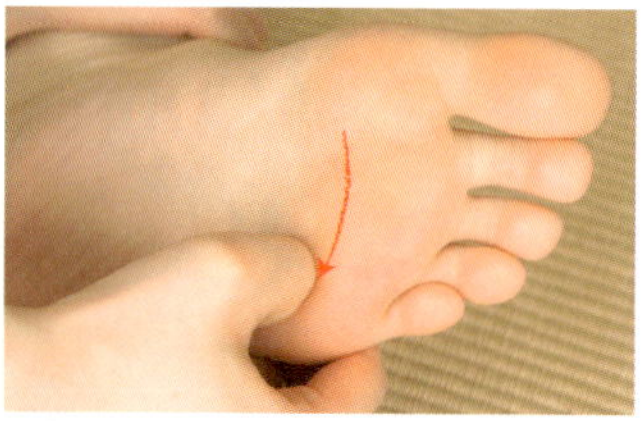

手は「ツー」の形。
内側から外側へ向かって、押しすべらせます。少し足裏を反るような形にすると、ツボによく入ります。

15 胃

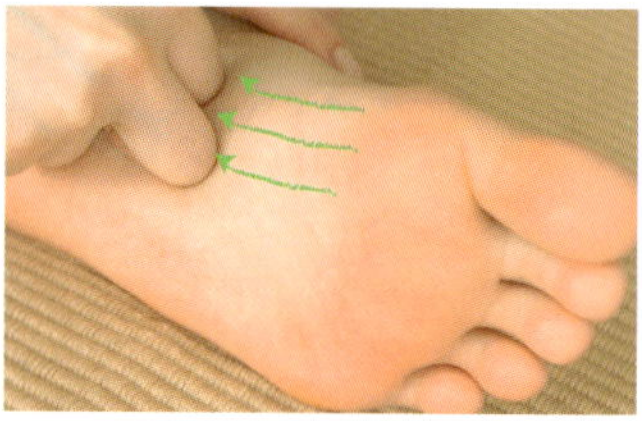

手は「グー」の形。
くぼみの部分を、第2関節を使って、しっかり力を入れて押しましょう。プチプチ・ゴロゴロがある場合、少し痛いかもしれませんが、違和感がなくなるまで続けましょう。

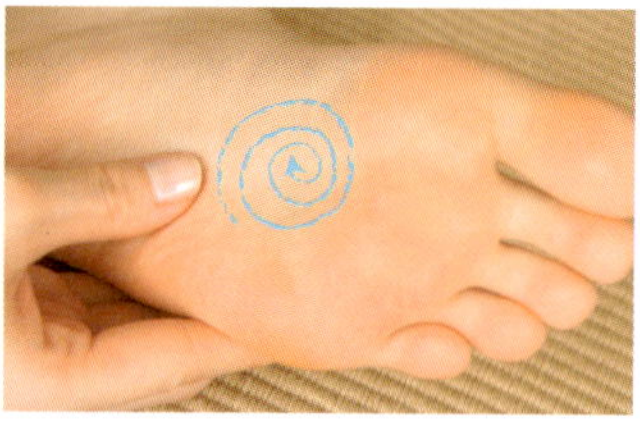

20 腹腔神経叢

手は「フー」の形。
足裏の中央のくぼみの部分に「の」の字を書くように、グルグルと押しすべらせてください。手にも同じツボがあります。

21 副腎

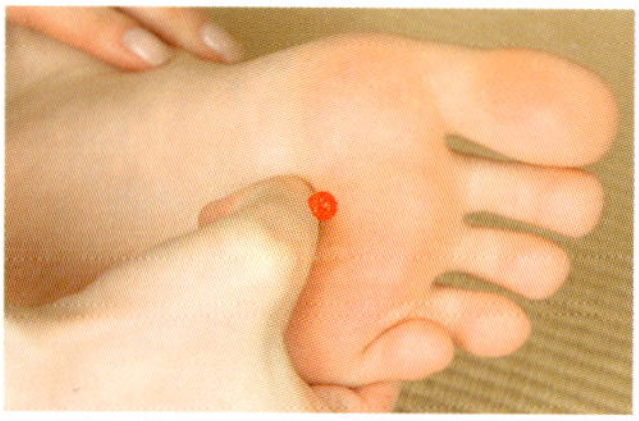

手は「ツー」の形。
小さいツボなので、しっかり届くよう、丁寧に押しましょう。
副腎は、ホルモンやアドレナリンを作り出す役割をしています。

39 上身リンパ

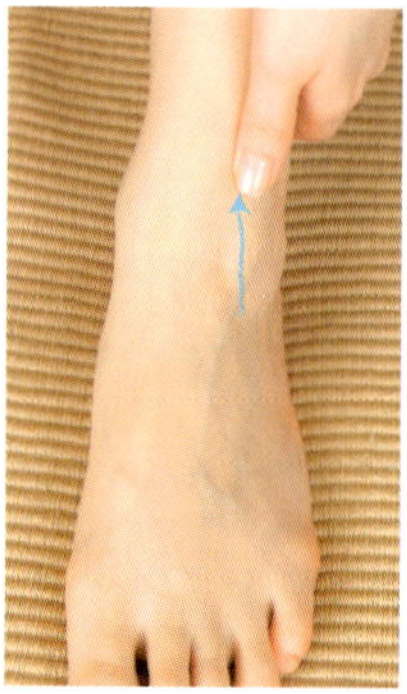

手は「フー」の形。
外側くるぶしの横の部分を、下から上へ向かって押しすべらせてください。ツボに入りづらいので、少し強めに押すのがコツです。

自律神経失調症

2 前頭胴　3 小脳

ストレスを受け続けると、自律神経がうまく機能しなくなり
あらゆる不調が体にあらわれてきます。
そんなときは無理をしないで、まず休息。
生活のリズムを整え、ゆとりをもった生活を心がけるようにしましょう。

2 前頭胴

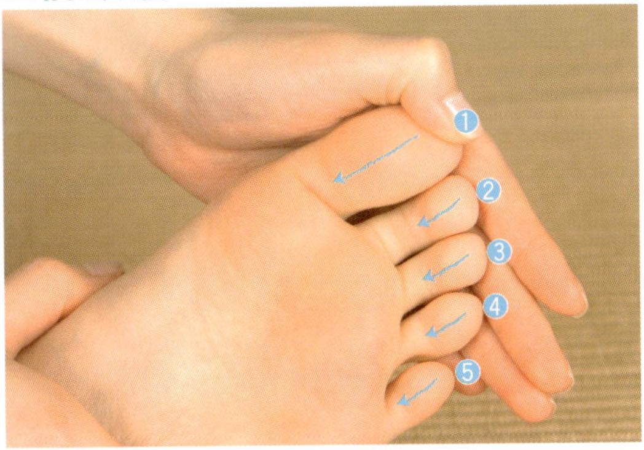

手は「フー」の形。
必ず親指からスタートさせ、ひとさし指、中指、薬指、小指へと順番にマッサージします。それぞれの指の腹がやわらかくなるよう、上から下へ押しましょう。
前頭胴とは副鼻腔の一部。ここに膿がたまると蓄膿症になってしまいます。たまりはじめた膿をかき出すように念入りに押しましょう!

3 小脳

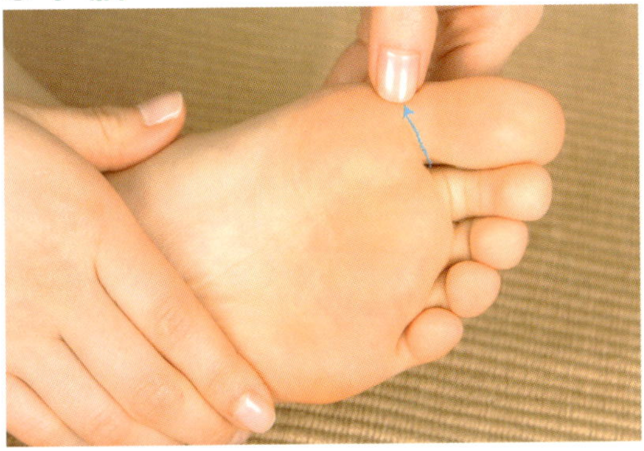

手は「フー」の形です。
親指の付け根の部分を、外側に向かって押しすべらせてください。
小脳では、大脳から送られてくる命令を細かく調整し、全身に命令を送る働きをしています。体のバランスを保つ大事な場所でもあり、小脳の働きが悪くなると、めまいが起きたりすることがあります。

落ち込んだら・・・

2 前頭胴（逆押し）

誰だって失敗を重ね、壁にぶち当たります。
悩んで、考えても解決できないことがあります。
普段は元気にしていても、ふとしたきっかけで落ち込みはやってきます。
このツボは、毎日押してはいけません。
限界ギリギリかも…という場面で効果を発揮します。

2 前頭胴

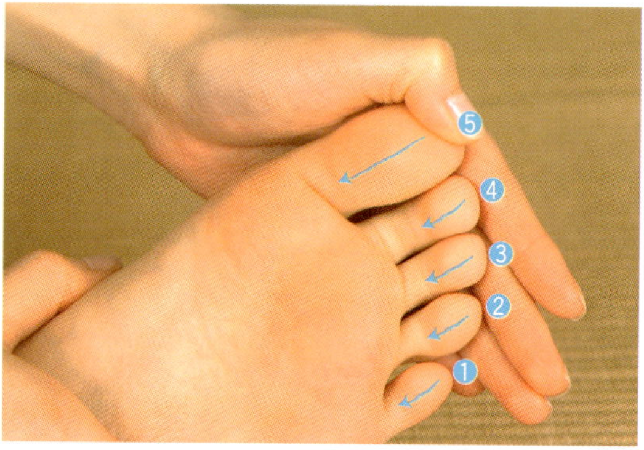

手は「フー」の形。
必ず小指からスタートさせ、薬指、中指、ひとさし指、親指へと順番にマッサージします。次第に脳が正常に働き始め、神経を鎮めてくれます。
前頭胴とは副鼻腔の一部。ここに膿がたまると蓄膿症になってしまいます。たまりはじめた膿をかき出すように念入りに押しましょう!

Column.

この逆押しの方法は、Matty 式独自の押し方です！　自ら苦しんで落ち込んだ時、試し続けて発見した、とっておきのツボなのです。不思議議なくらい、脳の異常な事態を鎮める働きがあり、前向きな気持ちになれます。ここぞというときに試してみてください!

不眠

3 小脳　5 こめかみ・三叉神経

目が冴えてしまって眠れない。
夢ばかり見て寝た気がしない。
不眠の症状は様々ですが、満足感のある睡眠がとれないのはとってもツライことです。
眠くないときは布団に入らず、無理に寝ようとしないのもコツのひとつ。
就寝前は刺激や興奮を避け、リラックスするようにしましょう。

3 小脳

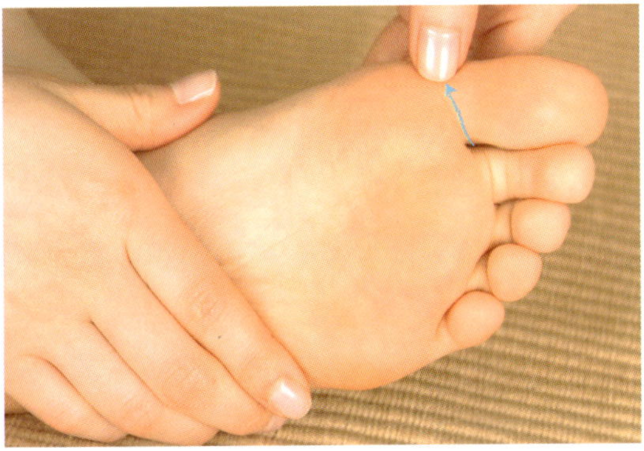

手は「フー」の形です。
親指の付け根の部分を、外側に向かって押しすべらせてください。
小脳では、大脳から送られてくる命令を細かく調整し、全身に命令を送る働きをし、体のバランスを保つ大事な場所でもあります。

5 こめかみ・三叉神経

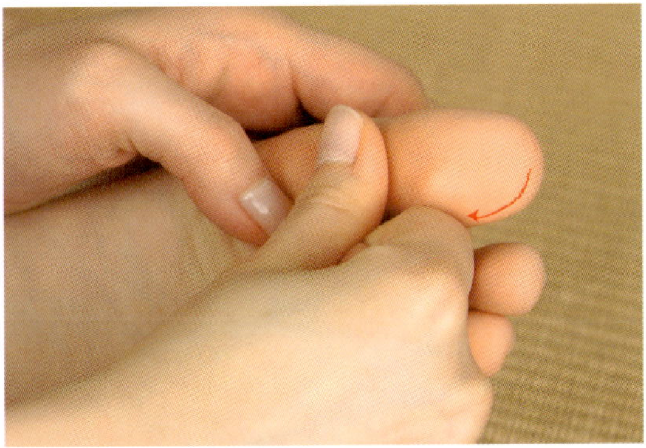

手は「ツー」の形。
指を立て、関節をうまく使って押しすべらせてください。やわらかくなるまで、グリグリと押しましょう。

さらにワンポイント

足が冷たいとなかなか眠りにつけません。冷えてしまった足は足浴などで温めてから寝てみましょう!
玉ねぎのスライスをガーゼに包み、枕の近くに置くと、眠りを誘います。

ストレス

1 大脳　4 脳下垂体

現代社会を生きていると
多かれ少なかれストレスに遭遇します。
残念ながら、ストレスをゼロにすることは難しい…。
少しでもラクになれるよう、自分に合った発散方法で気持ちをラクにしましょう。

1 大脳

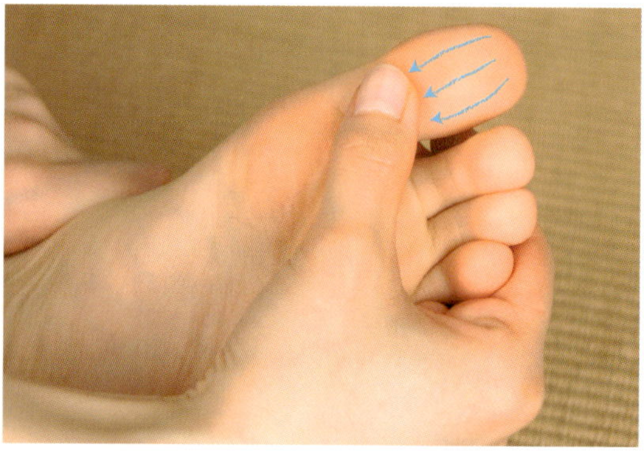

手は「フー」の形。
親指の腹の部分を上から下へ押しすべらせて、マッサージしてください。頭をよく使ったときや、ストレスがある方は、親指がカチコチになっています。念入りにツボを押し、やわらかさを保つようにしてください。

4 脳下垂体

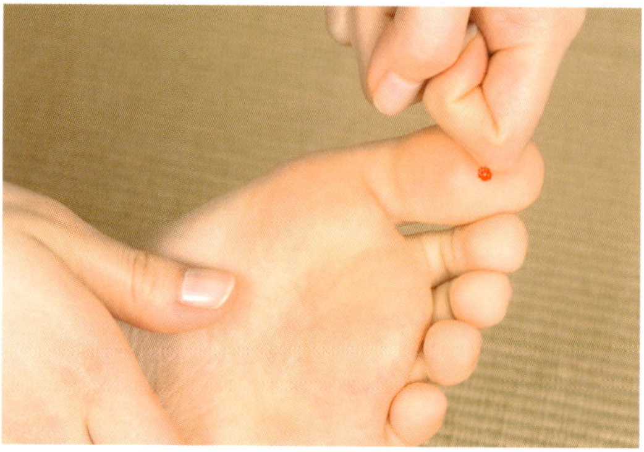

手は「ツー」の形。
親指の腹のど真ん中にあるのが、脳下垂体のツボ。ツボに入りづらい場合は、指を軽く上下に動かして、ツボに当てるようにしましょう。脳下垂体は、いろいろなホルモンを分泌する役割を果たしています。

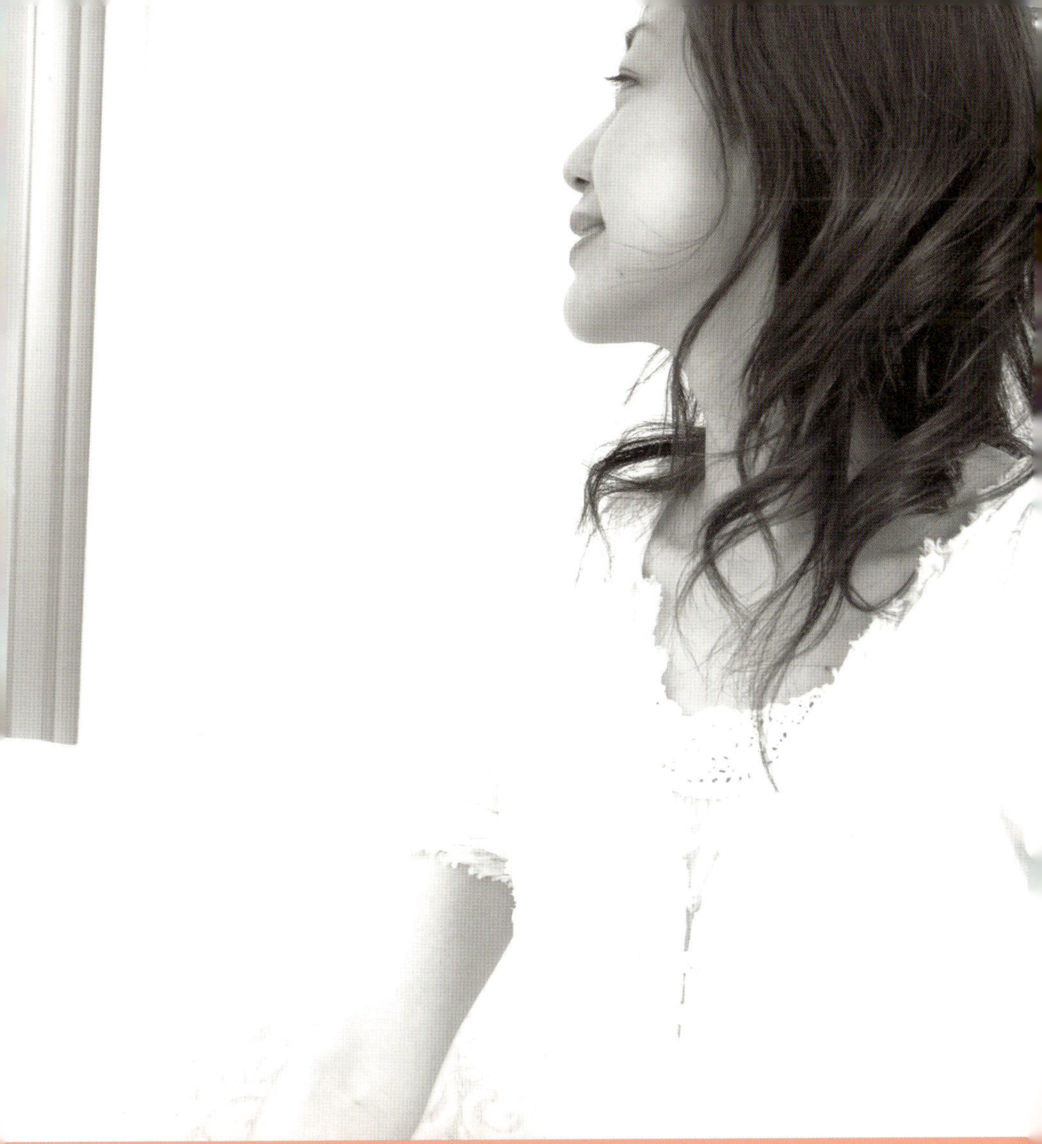

12 女性特有の症状編

女性ホルモンの変化によって身体の不調だけではなく、
精神的なバランスを崩すことも多々あります。しかし、
毎日足ツボを押し続けるだけでかなり症状が緩和されるのです。

生理痛・生理不順、不妊・更年期障害

生理痛

1 大脳　**16** 十二指腸　**36** 卵巣　**50** 子宮

一般的に、生理中のマッサージはNGといわれていますが
足ツボは関係ありません。
生理痛のツボは、むしろ1日目にやるのが効果的。
良い排卵を導いてくれます。

1 大脳

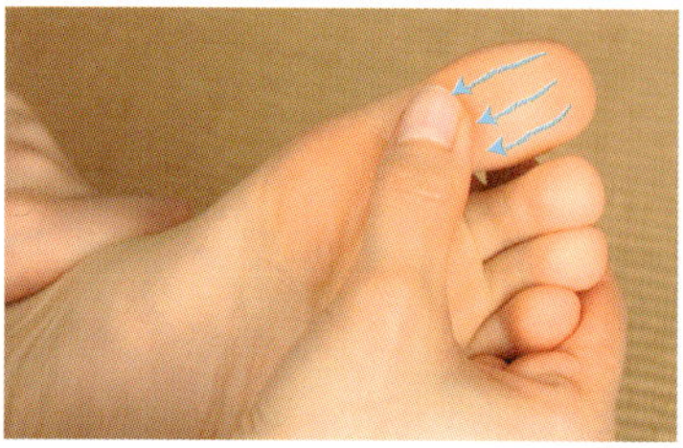

手は「フー」の形。
親指の腹の部分を上から下へ押しすべらせ、やわらかくなるまで念入りにマッサージしてください。

16 十二指腸

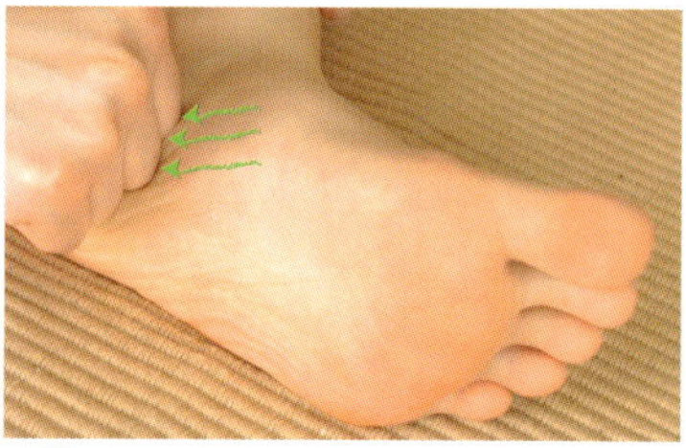

手は「グー」の形。
土踏まずの下のほうから内側にかけての部分。第2関節を使って、グリッと押しましょう。

36 卵巣

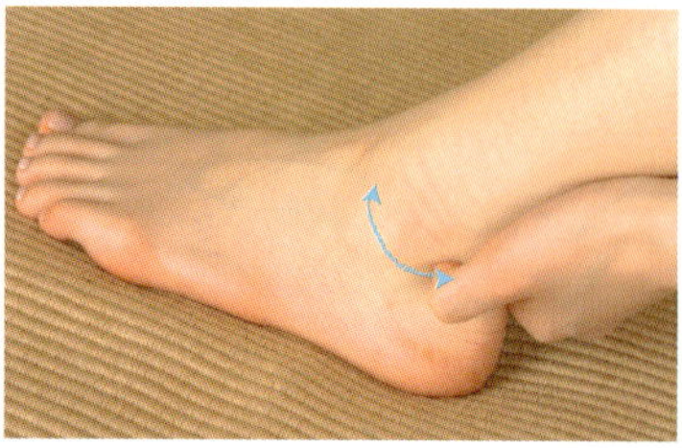

手は「フー」の形。
外側のくるぶしの下半分が卵巣のツボ。親指の先をツボに入れ、グリグリと左右にマッサージしましょう。卵巣の機能が低下している方は、くるぶしがぼやけています。

50 子宮

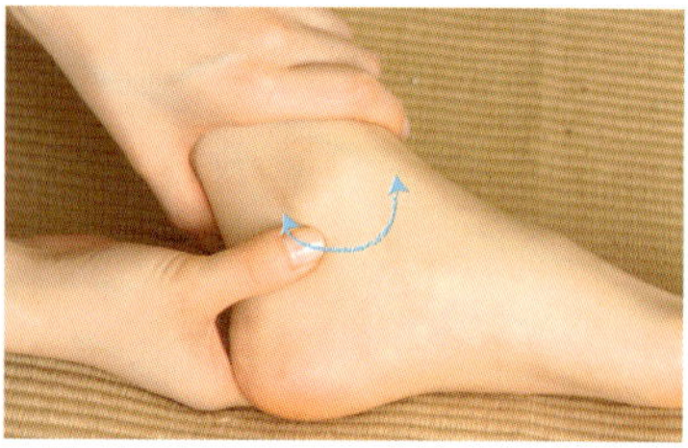

手は「フー」の形。
内側のくるぶしの下半分が子宮のツボ。半円を描くように、何度も往復させましょう。弱っているときは痛みが伴いますが、頑張ってマッサージしてください。

生理不順・不妊

1 大脳　3 小脳　4 脳下垂体　16 十二指腸
21 副腎　36 卵巣・生殖器　50 子宮

生理がこないからラク！　だなんて思っていませんか？
生理の周期が定まらないのは、身体の不調のサインでもあるのです
生理不順から不妊症になるケースや子宮に病気を抱えていることも。
くるぶし周りを中心に、たっぷりマッサージをしてください。

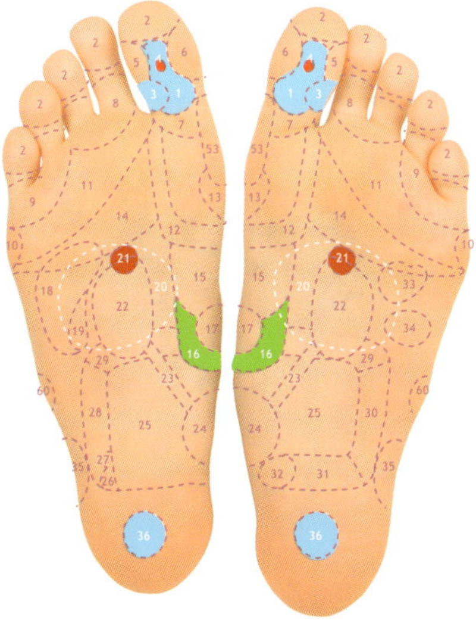

1大脳　3小脳　36生殖器

手は「フー」の形。
1.親指の腹の部分を上から下へ押しすべらせ、3.親指の付け根の部分は、外側に向かって押してください。36.かかとの部分が生殖器のツボ。まんべんなくしっかりマッサージしてください。

4脳下垂体　21副腎

手は「ツー」の形。
4.親指の腹のど真ん中にあるのが、脳下垂体のツボ。関節を使ってグッとツボに入れてください。21.副腎のツボは小さなツボなので、しっかり届くよう、丁寧に押しましょう。

16十二指腸

手は「グー」の形。
土踏まずの下のほうから内側にかけての部分。第２関節を使って、グリッと押しましょう。

36卵巣

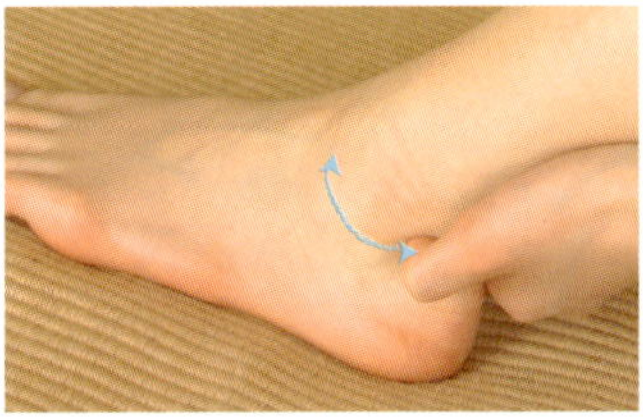

手は「フー」の形。
外側のくるぶしの下半分が卵巣のツボ。親指の先をツボに入れるように、グリグリと左右にマッサージしましょう。卵巣の機能が戻ってくると、くるぶしがしっかり出てきます。

50子宮

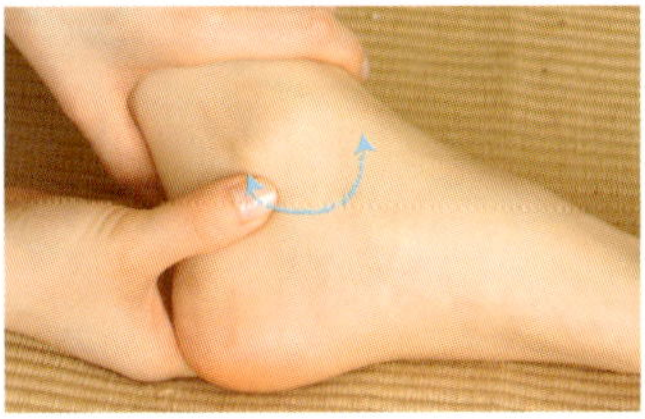

手は「フー」の形。内側のくるぶしの下半分が子宮のツボ。半円を描くように、何度も往復させましょう。弱っているときは痛みが伴いますが、頑張ってマッサージしてください。

更年期障害

4 脳下垂体　36 生殖器　37 下腹部　40 下身リンパ　50 子宮

以前は閉経前後の症状として認識されていましたが、最近は若い女性の間でもみられるようになっています。代表的な症状は、のぼせ・ほてり・発汗。
原因は、ホルモン分泌の乱れやストレスといわれています。

4 脳下垂体

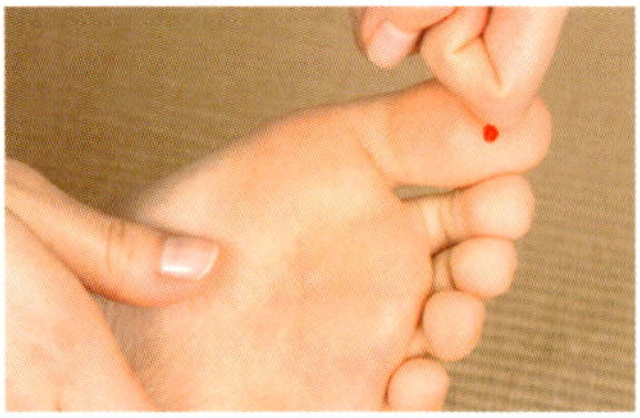

手は「ツー」の形。
親指の腹のど真ん中にあるのが、脳下垂体のツボ。ツボに入りづらい場合は、指を軽く上下に動かして、ツボに当てるようにしましょう。
脳下垂体は、いろいろなホルモンを分泌する役割を果たしています。

36 生殖器

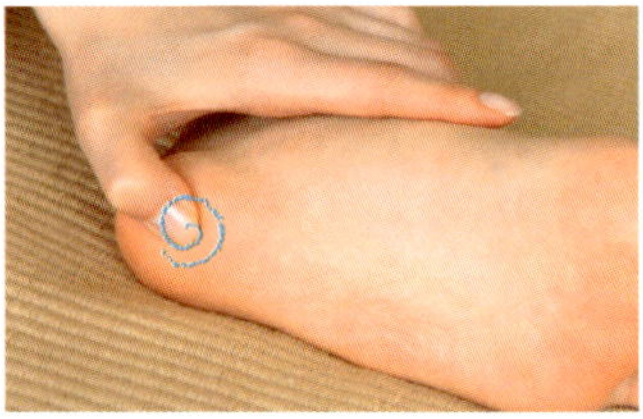

手は「フー」の形。
かかとの部分が生殖器のツボ。
まんべんなくしっかりマッサージしてください。

37 下腹部

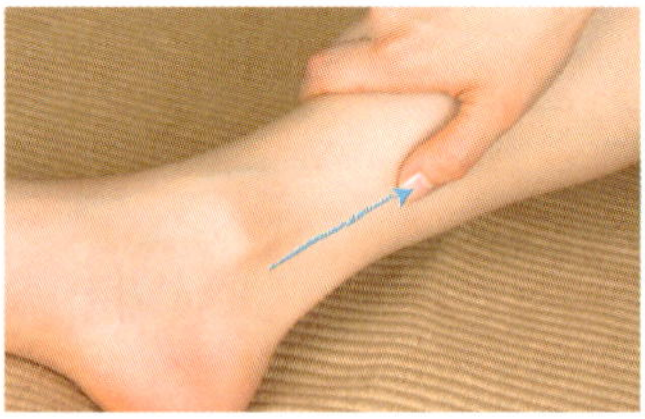

手は「フー」の形。
くるぶしの内側の骨の横の部分が下腹部のツボ。親指の先を使い、少し強めに一直線に押し上げてください。

40 下身リンパ

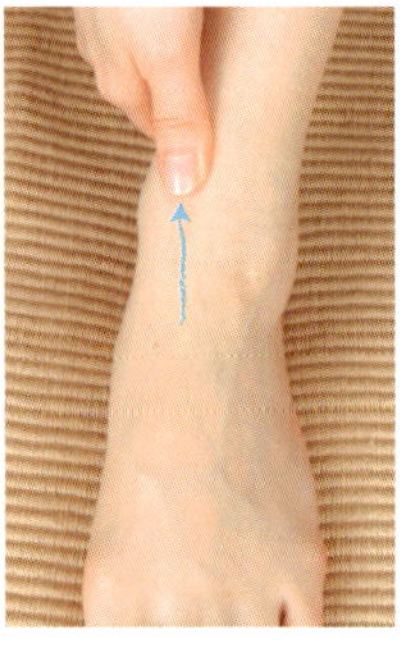

手は「フー」の形。
親指の延長線上のところを、下から上へ押しすべらせてください。ツボに入りづらいので、少し強めに押すのがコツです。

50 子宮

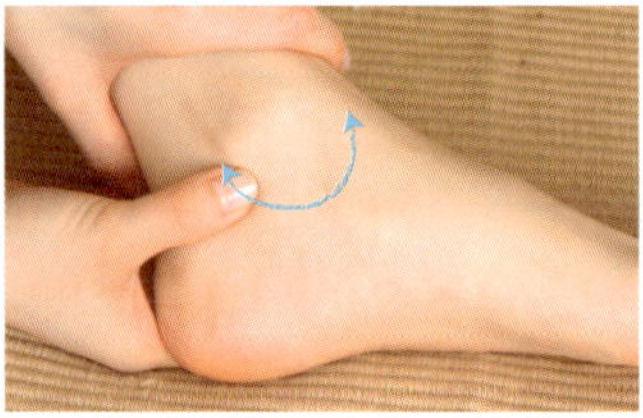

手は「フー」の形。
内側のくるぶしの周りの下半分が子宮のツボ。
半円を描くように、何度も往復させましょう。

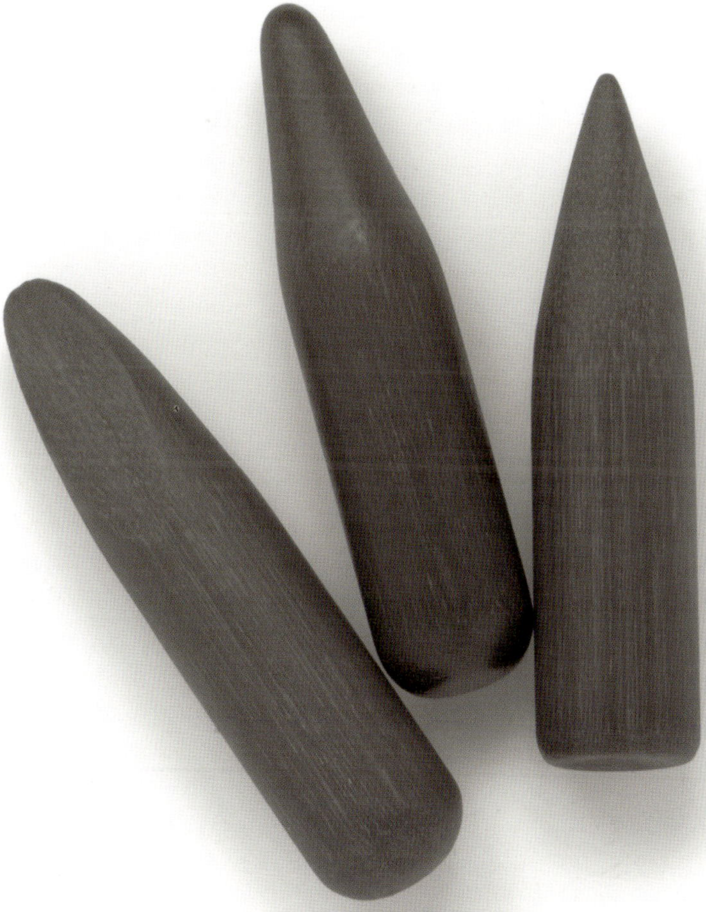

13 イザというときのお役立ち編

えっ?!　こんなことにも聞くの？　という、とっておきのツボ。
本当に、イザというときに役立つこと、間違い無しです。

飲みすぎ、二日酔い ・ 緊張したら ・ 乗り物酔い
歌が上手くなる？ ・ イライラしたら ・ しゃっくりが止まる

飲みすぎ・二日酔い

18 肝臓　22 腎臓　24 膀胱　33 心臓　42 平衡器官

ツライ頭痛や吐き気。もうこんなに飲まない！　とこころに誓っても、繰り返し飲んでしまうお酒…。飲みすぎたときは、体の中に残っているアルコールを少しでも早く体外に排出してあげましょう。

18 肝臓

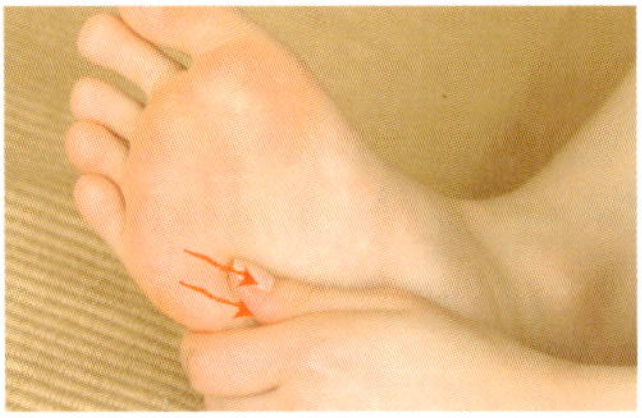

手は「ツー」の形。
肝臓のツボは右足のみにあります。関節の力を利用して、かかとのほうへ向かって少し強めに押しましょう。

22 腎臓

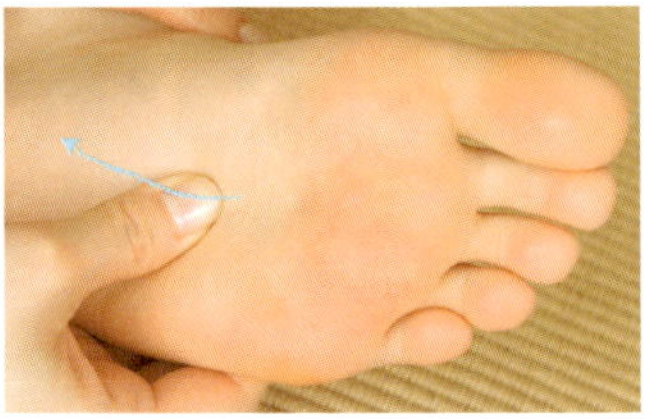

手は「フー」の形。
足裏のちょうど真ん中あたりに、ツボがあります。指の腹を使って、かかとのほうへ流すようなイメージで押しましょう。

24 膀胱

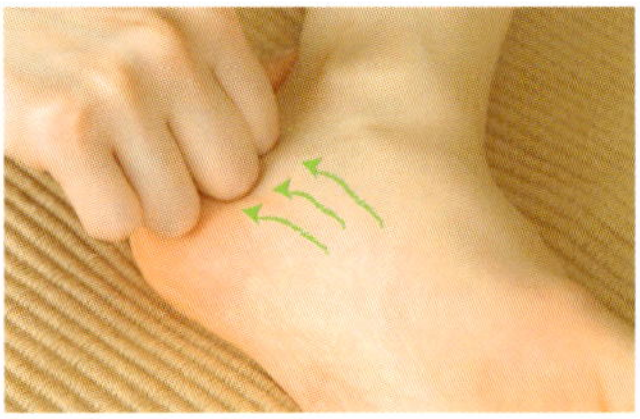

手は「グー」の形。
内側のかかとの前のくぼみが膀胱のツボ。第２関節の部分を使って、かかとのほうへ向かってグリグリと流しましょう。

33 心臓

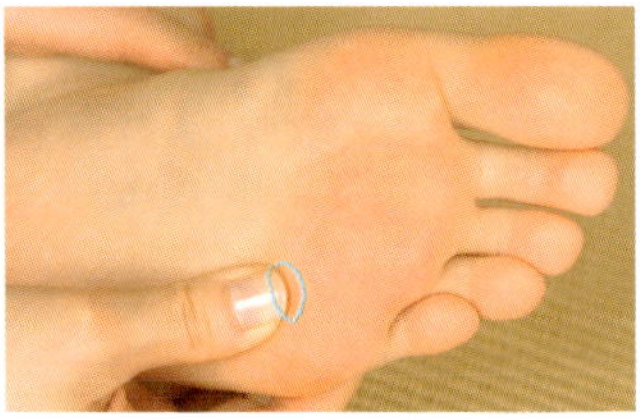

手は「フー」の形。
心臓のツボは、左足のみにあります。親指をやや立てるようにして、グリグリと押しましょう。

42 平衡器官

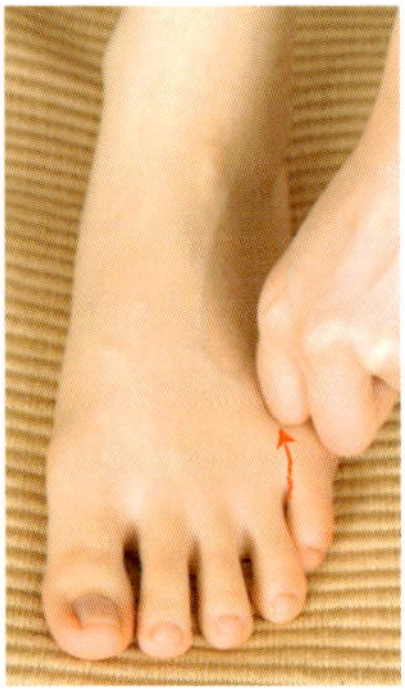

手は「ツー」の形。
薬指と小指の間の付け根から3cmくらいまでが平衡器官のツボです。手にも同じツボがありますので、仕事中などはこっそり押してみてください。

緊張したら

20 腹腔神経叢

緊張すると、とても不安になり、いてもたってもいられなくなります。
そんなときは「グルグル」してください。
ゆっくりさすれば、次第に気持ちが和らぎます。

20腹腔神経叢

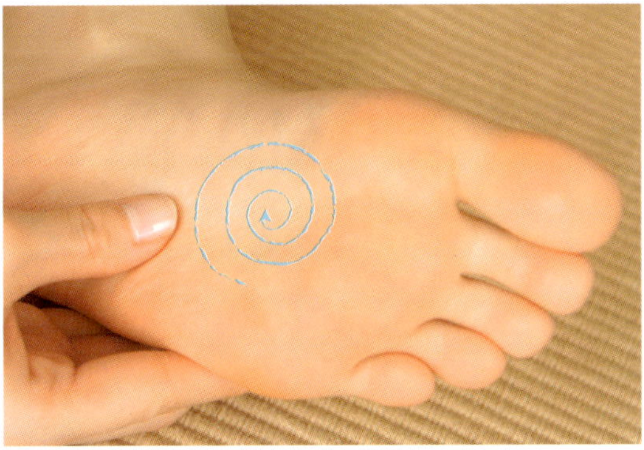

手は「フー」の形。
足裏の中央のくぼみの部分に「の」の字を書くように、グルグルと押しすべらせてください。手も同じ場所にツボがあり、ここ一番！ というときに役立ちます。
腹腔神経叢は、消化器系を中心とした神経が集まっているところです。

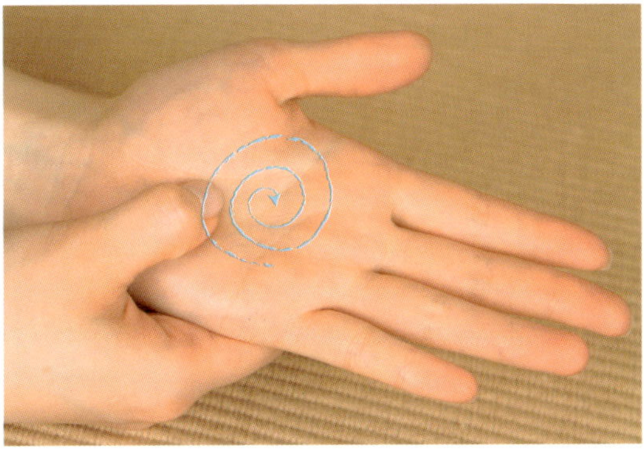

Column.

昔から伝わるおまじないで、「緊張したときは、手のひらに3回『人』と書いて飲み込みましょう」というものがあります。もう気づかれたかもしれませんが、このおまじない、緊張のツボをグルグル押す動作に似ていると思いませんか?! このおまじないのはっきりした由来は分かりませんが、もしかすると、ツボ押しが変化したものかもしれません。今後は、『人』という字を3回…ではなく、気持ちが落ち着くまで、グルグルと押し続けてみてください。

乗り物酔い

42 平衡器官

乗ってしまったら、自分の都合で降りることができない、船や飛行機。
タイミングよくお手洗いに行けない車…。
乗り物酔いは三半規管が敏感になって起こる現象。
乗る前からツボを押して予防しましょう。

42 平衡器官

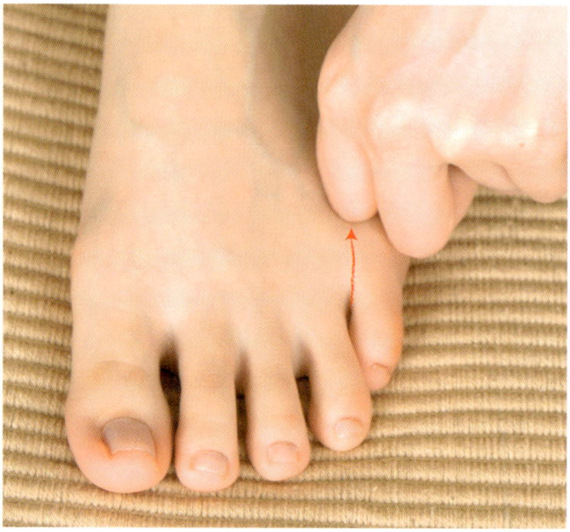

手は「ツー」の形。
薬指と小指の間の付け根から3cmくらいまでが平衡器官のツボです。骨の間のくぼみの部分を足首のほうへ向かって押しましょう。手にも同じツボがありますので、乗り物に乗る前から押し続けましょう。

Column.

目で見ている風景と、平衡感覚の情報のズレが大きくなると、乗り物酔いをするといわれています。乗り物に乗る際は進行方向に向かって着席し、揺れの少ない席を選ぶようにします。車なら助手席、バスや船は中央の席、飛行機は主翼近くの席か前方が酔いにくいようです。
また、柑橘系や香辛料の強い食べ物は吐き気を誘いますので、乗車前、乗車中は避けるようにしましょう。

歌がうまくなる?!

48 のど

今日はカラオケで勝負したい!
おしゃべりのしすぎで、のどが疲れた…
そんなときは、美声が甦るツボを押してください。
潤いと艶のある声が戻ってきます!!

48のど

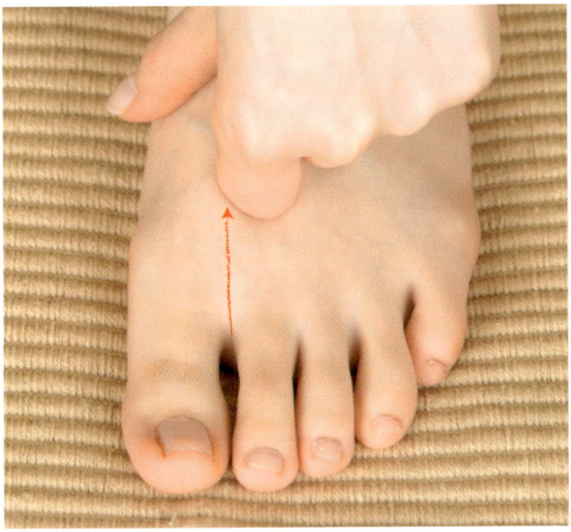

 手は「ツー」の形。
やや親指寄りの、親指とひとさし指の間にツボがあります。
小さなツボなので、指を立て、ゆっくり力を入れて押しましょう。

Column.

ハーブのマロウはうがい薬にもなります。お茶を楽しんだあとの出がらしは捨てずに、うがい水として使ってみてください。
うがいは、トータルで30秒以上しないと効果は出てきません。「ガラガラ〜、ペッ」で終わらせるのではなく、のどの隅々まで殺菌させるために「ま・ほ・う」と声を出しながらうがいをしましょう。1回10秒、3セット行えばOKです!

イライラしたら・・・

1 大脳　4 脳下垂体

気がつくと、いつもイライラしているアナタ。
イライラのオーラは、周りの人にもしっかり見えています。
顔が険しくなる前に、ツボってリラックス！
ビタミンC、ビタミンB1、カルシウム、マグネシウムを含む
食品を積極的にとりましょう！

1 大脳

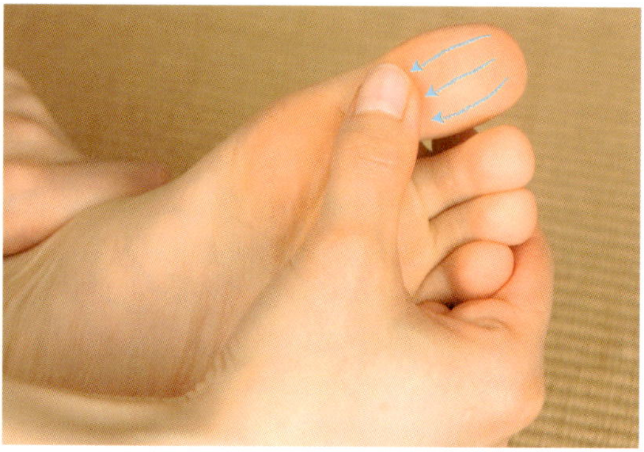

手は「フー」の形。
親指の腹の部分を上から下へ押しすべらせて、マッサージしてください。
大脳は体にさまざまな命令を出す司令塔。やわらかくなるまで、根気よく続けましょう。

4 脳下垂体

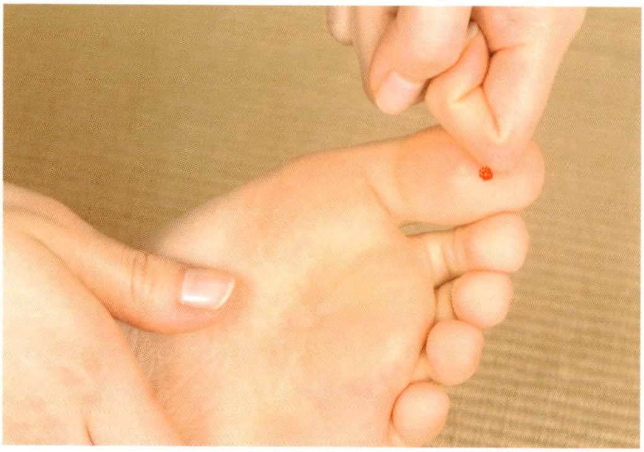

手は「ツー」の形。
親指の腹のど真ん中にあるのが、脳下垂体のツボ。ツボに入りづらい場合は、指を軽く上下に動かして、ツボに当てるようにしましょう。
脳下垂体は、いろいろなホルモンを分泌する役割を果たしています。

しゃっくりが止まる

44 横隔膜

電車の中だろうが、観劇中だろうが、
所構わず突然「ヒクッ」とやってくるしゃっくり。
原因は横隔膜の痙攣ですが、予防策はありません。
もし起こってしまったら、ツボを刺激し、横隔膜を落ち着かせてあげましょう。

44 横隔膜

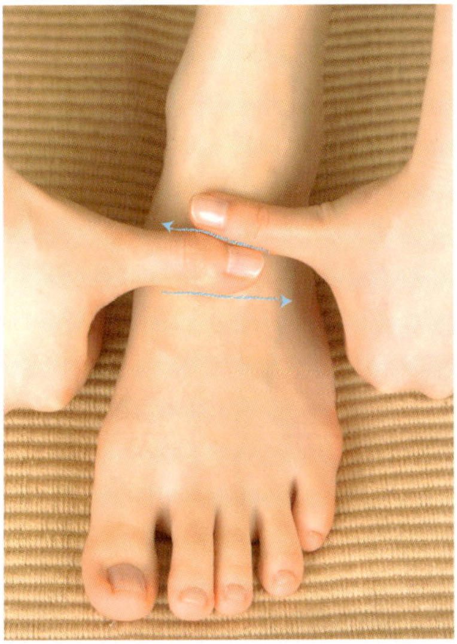

手は「フー」の形。
足首より少し下の部分を、両手を使って左右から押しすべらせてください。広い範囲がツボになっています。

Column.

悲しくて泣いてしまったときや、食べ過ぎて胃が膨れ上がると、しゃっくりが出やすくなるといわれています。しゃっくりを止める方法として、お水を飲む、驚かせてもらう、息を止める…といったいろいろな方法がありますが、実は、お塩を少しなめると早く止まるともいわれています。お塩がダメならツボって下さい!

お役立ち！本場台湾・台北の
オススメ足ツボ店

日本から約３時間で行ける台湾は、健康・美容・グルメが存分に楽しめる観光地。中でも、足ツボマッサージは、観光客のみなさんが１度は体験する、人気のリフレッシュスポットです。

街中のいたるところに足ツボマッサージの看板がかかり、それぞれのお店が、いろいろな特徴を出して営業していますが、一見の観光客の方には、どのお店がオススメなのか、判断できないのではないかと思います。

そこで、私が実際に現地で体験し、ここの技術は間違いない！　という4店をご紹介します。ぜひ、台北へ遊びに行かれた際、立ち寄ってみてください。

気功を取り入れた脊椎矯正とデトックスパックも一緒にどうぞ！

宗元堂
ゾンユエンタン

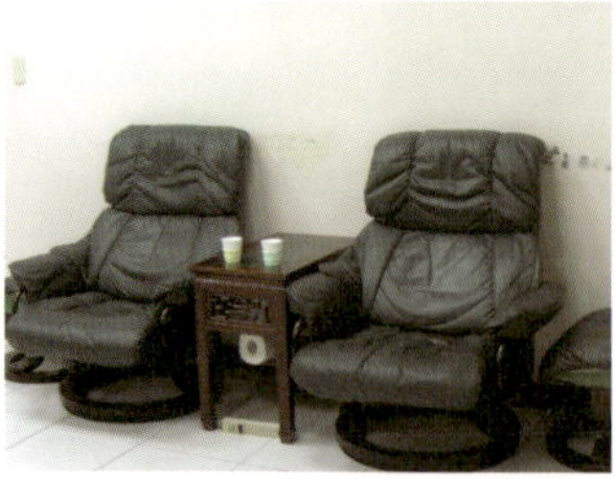

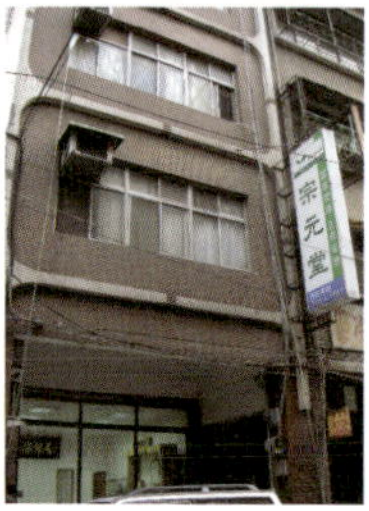

外呼びのマッサージ師は使わず、スタッフは全て足部反射区健康法協会の厳しい試験を通った足健師。激痛が走るマッサージは良くないという研究結果のもと、心地良く痛すぎない足ツボマッサージや、確実に効くと評判の楊先生の脊柱矯正、肌のハリやキメが復活し、デトックス効果もある霊芝排毒美容パックが受けられます。楊先生の奥様は日本人なので、言葉も全く問題ありません。

Information

【住所】台北市哈密街142號　【交通】MRT圓山駅より徒歩約10分
【TEL】02-2594-1192　【営業時間】10:00～20:30（要予約）
【定休日】日曜日　【カード】不可　【日本語】可
【料金】
◎ 足裏マッサージ（30分）600元
◎ 足裏マッサージ＋霊芝排毒美容パック（30分）1200元
◎ 楊宗義集中コース（脊柱矯正＋ご希望の集中施術）（20分）1000元

訓練の行き届いた施術で、地元の方々にも人気

太極堂

タイジータン　長安中心店

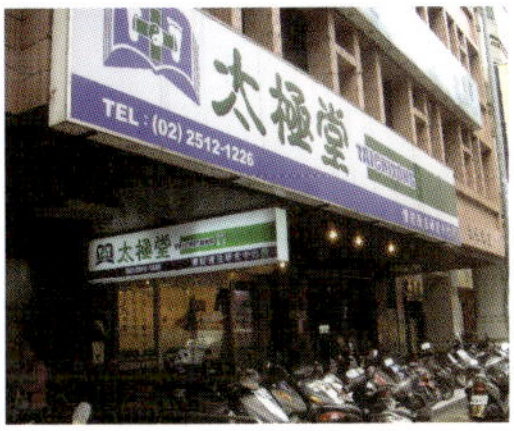

　スタッフは、技術・知識・礼儀の訓練を厳しく受け、旅行会社と提携していないにもかかわらず、現地の人々や観光客からも人気があるお店。台北市内に5店舗（民權中心店・忠孝中心店・市府中心店・内湖中心店）あるので、都合の良いお店を選ぶことができます。

Information

【住所】台北市長安東路二段80號　【交通】MRT忠孝新生駅より徒歩約12分
【TEL】02-2512-1226　【営業時間】9:30～22:30　【定休日】年中無休
【カード】不可　【日本語】可
【料金】◎足裏マッサージ（40分）550元　◎全身マッサージ（60分）1000元
◎リンパマッサージ（60分）2000元

体に合った漢方の調合と販売も魅力

滋和堂

ツーフータン　本店

　たくさんの席数とスタッフがいるため、大勢で行っても大丈夫。足裏マッサージ部門の隣には漢方部門があり、中医師による脈診で、体に合った漢方を調合してもらえます。健康、美容に良い漢方の販売もあり、帰国後も取り寄せをし、飲み続けている方も多いようです。

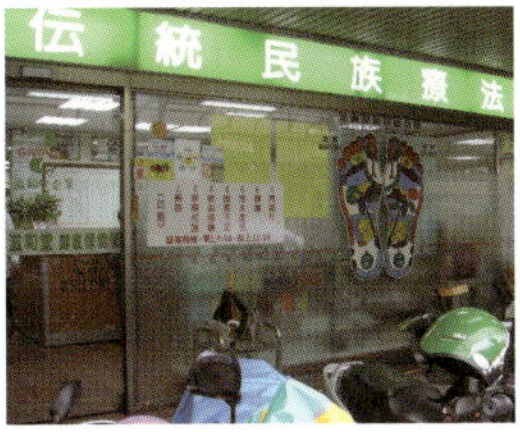

Information

【住所】台北市新生北路一段59號
【交通】MRT中山駅より徒歩約18分
【TEL】02-2523-3376
【営業時間】9:00～23:00
【定休日】年中無休
【カード】可　【日本語】可
【料金】
◎足裏マッサージ（30分）700元
◎全身マッサージ（60分）1400元
◎全身＋足裏マッサージ（60分）1400元

話題のショッピングモール内にある洗練された雰囲気

NiTAL生活家

ヴァイタル　センフオジャ

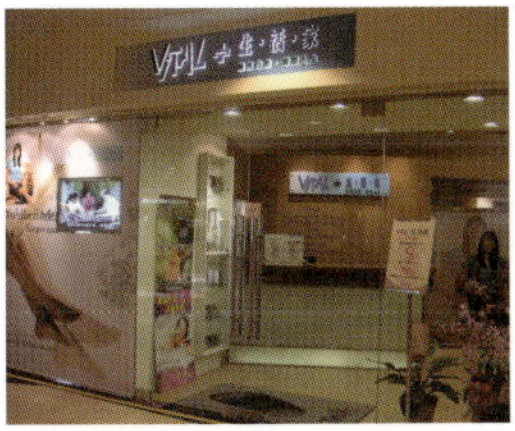

　台湾最大のデパートで、話題のショッピングスポットとなっている「京華城」の中にあり、高い技術をもった足健師による施術を、洗練されたインテリアと落ち着いた雰囲気の中で受けられるのが魅力。また店内には、海能力シリーズの天然材料の商品もあります。

Information

【住所】台北市八徳路四段138號京華城4F　【交通】MRT市政府駅よりタクシーで約5分。京華城への無料送迎バスあり。
【TEL】02-8761-6536　【営業時間】11:00～21:30　【定休日】年中無休　【カード】可　【日本語】可
【料金】◎足裏マッサージ（30分）800元　◎全身トエナーマッサージ（60分）1600元　◎リンパマッサージ（60分）3200元

「頑張り屋さんが
自分に贈るご褒美本に！」

Epilogue

この本を書き終えて思ったことは、私自身の集大成「足の教科書」が出来上がったと思いました。
今までのいろいろな勉強や改善例など、山積みになっていたデータ・メモ・ノートを引っ張り出し、みなさんにひとつでも多く伝えたいと、ちょっと欲張っていろいろ書きました。
私のモットーは「お金をかけずにまず出来ること」です。お金をかけるということは、人任せ…。結局、満足のいく良い結果は出にくいものです。ダイエットにしても健康に関しても、ちょっとしたやり方・工夫・毎日コツコツ続けるという頑張り。これが大切なんじゃないかな？　と思っています。これが簡単そうで、なかなか難しいことなのですが…。
私が書いたこの本は、頑張りやさんに贈るご褒美本です。当たり前のように働き続け、無理をしていないようでも、いつの間にか疲れている身体。特に足は、人生を共に歩んでいるベストパートナーです。もっと気にかけてあげて下さい。結構悲鳴を上げています。足裏を人に見せることはなかなか無いですが、見えないミステリアスゾーンなだけに、好きな人に見せられる理想の足にして下さい。
この本を書くにあたって、私ひとりの力では出版できませんでした。こんなに素晴らしい足ツボを、どうにか早く多くの人に伝えられないだろうか？いろいろな友人、知人にアイデアやアドバイス、ご協力を頂きました。ひとりでも多くの方に手にとってもらえる本にしたいと、最後まで文章を付け加えたり追加したりして編集関係者の方にもお手数とご迷惑をお掛け致しました。すべての関係者の方々にお礼を申し上げます。

そして、この本を手にした皆様には、お役に立つ実用本として、いつもそばに置いて見ていただければと思います。そして思ったこと感じたことを周囲の方々に伝えて下さい。

日本の足の教育は、まだまだ遅れていると思いますが、まだ遅くはありません。手遅れになる前に今日から実践出来ること、改善できることは即実行してみて下さい。足を見るたびこの本を思い出してもらえたら感無量です。

二〇〇六年五月　吉日

Matty

商品お問い合わせ先

【P28】

・エッセンシャルオイル ユーカリ
・エッセンシャルオイル ペパーミント
・エッセンシャルオイル イランイラン
・エッセンシャルオイル グレープフルーツ
・エッセンシャルオイル ラベンダー
・エッセンシャルオイル ローズアブソリュート
● 株式会社ヴェレダ・ジャパン
フリーダイヤル ☎0120-070-601

【P29】

・5本指ボーダー（綿）ショート／ショセット（ダン）
・絹紡糸ハイケージクルー／クラシカ（ダン）
・絹紡糸5本指パンプスイン／靴下屋（ダン）
・シルク5本指ハーフM寸／ショセット（ダン）
● 株式会社ダン
電話 ☎03-3462-2020

【P30】

・フットエステ コーンファイル（うおのめ／たこ用リムーバー）
● 株式会社シャンティ
電話 ☎03-3235-4771

【P30／36】

・フェルゼア HA20クリーム
● 資生堂薬品株式会社
電話 ☎03-3573-6673

【P32】

・開張足ケアパッド
● 株式会社赤石
フリーダイヤル ☎0120-716-661

【P36】

・ジョンソン®ベビーオイル 微香性／無香料
● ジョンソン・エンド・ジョンソン株式会社
フリーダイヤル ☎0120-101-110

Staff

企画・構成・取材………………………………… 今津三奈

装丁・本文デザイン…………………………… 入江あづさ

モデル……………………………………………… 湯原麻利絵

ヘアメイク………………………………………… 立野 正

フォトグラファー……………………………… 渡辺綾子

編集………………………………………………… 船田 恵

Special thanks………………………………… ゆー

Matty式 足ツボ 10分解毒マッサージ

著者 Matty

2006年 7月10日 初版発行
2016年 9月20日 21版発行

発行者 横内正昭
発行所 株式会社ワニブックス
〒150-8482
東京都渋谷区恵比寿4-4-9えびす大黒ビル
TEL 03-5449-2711（代表）

印刷所 凸版印刷株式会社

ISBN978-4-8470-1665-3

ワニブックスホームページ http://www.wani.co.jp